方剂实用宝典

主　编　孙明瑜　张林　王巍　武明东

U0302544

全国百佳图书出版单位
中国中医药出版社
·北　京·

图书在版编目（CIP）数据

方剂实用宝典 / 孙明瑜等主编. —北京：中国中
医药出版社，2020.5（2025.5重印）
ISBN 978-7-5132-5885-2

Ⅰ.①方… Ⅱ.①孙… Ⅲ.①方剂学 Ⅳ.①R289

中国版本图书馆 CIP 数据核字（2019）第 260757 号

中国中医药出版社出版

北京经济技术开发区科创十三街 31 号院二区 8 号楼
邮政编码　100176
传真　010-64405721
河北省武强县画业有限责任公司印刷
各地新华书店经销

开本 880×1230　1/64　印张 6　字数 183 千字
2020 年 5 月第 1 版　2025 年 5 月第 3 次印刷
书号　ISBN 978-7-5132-5885-2

定价　36.00 元
网址　www.cptcm.com

服务热线　010-64405510
购书热线　010-89535836
维权打假　010-64405753

微信服务号　zgzyycbs
微商城网址　https://kdt.im/LIdUGr
官方微博　http://e.weibo.com/cptcm
天猫旗舰店网址　https://zgzyycbs.tmall.com

如有印装质量问题请与本社出版部联系（010-64405510）
版权专有　侵权必究

编 委 会

前　言

　　本书所选内容是以全国中医药行业高等教育"十三五"规划教材、全国高等中医药院校规划教材(第十版)《方剂学》《中医内科学》《中医妇科学》等所载方剂内容为主,共选入方剂230首。每首方剂,均设置方歌、组成、趣味记忆、对照、证治方解(含主治证、症状、病因病机、方药组成及君臣佐使作用)等内容,并对组成、功效相近的方剂以列表形式进行了比较,方便临床医生学习。

　　此外尚有几点必须说明:

　　1. 趣味记忆中非方剂组成的有关字,为趣味化而添加的字,在对照中以"-"线条表示。

　　2. 文中所有方剂用药剂量单位均采用"g"为单位,以最新版《中华人民共和国药典》为指导,与《方剂学》(第十版)所记载的当今参考常用剂量一致,请勿以此作为古今用量换算标准。

3. 以药物组成命名的简单方剂,未设趣味记忆对照项。

4. 部分附方比较表后添加了注解,进一步解释比较方剂间的差异,以加深理解及记忆。

《方剂实用宝典》编委会
2020 年 2 月

目　录

第一章　解表剂

第一节　辛温解表剂 /2

麻黄汤(《伤寒论》) /2

大青龙汤(《伤寒论》) /4

桂枝汤(《伤寒论》) /5

九味羌活汤(《此事难知》) /7

香苏散(《太平惠民和剂局方》) /9

小青龙汤(《伤寒论》) /11

止嗽散(《医学心悟》) /13

第二节　辛凉解表剂 /14

银翘散(《温病条辨》) /14

桑菊饮(《温病条辨》) /15

麻黄杏仁甘草石膏汤(《伤寒论》) /17

柴葛解肌汤(《伤寒六书》) /19

升麻葛根汤(《太平惠民和剂局方》) /20

葱豉桔梗汤(《重订通俗伤寒论》) /22

第三节　扶正解表剂 /23

败毒散(《太平惠民和剂局方》) /23

参苏饮(《太平惠民和剂局方》) /25

再造散(《伤寒六书》) /27

麻黄细辛附子汤(《伤寒论》) /28

加减葳蕤汤(《重订通俗伤寒论》) /29

葱白七味饮(《外台秘要》) /30

第二章　泻下剂

第一节　寒下剂 /32

大承气汤(《伤寒论》) /32

大陷胸汤(《伤寒论》) /34

第二节　温下剂 /35

大黄附子汤(《金匮要略》) /35

温脾汤(《备急千金要方》) /36

三物备急丸(《金匮要略》) /38

第三节 润下剂 /39

麻子仁丸（《伤寒论》）/39

五仁丸（《世医得效方》）/40

济川煎（《景岳全书》）/41

第四节 逐水剂 /43

十枣汤（《伤寒论》）/43

禹功散（《儒门事亲》）/45

第五节 攻补兼施剂 /46

黄龙汤（《伤寒六书》）/46

增液承气汤（《温病条辨》）/48

第三章 和解剂

第一节 和解少阳剂 /50

小柴胡汤（《伤寒论》）/50

蒿芩清胆汤（《通俗伤寒论》）/51

达原饮（《温疫论》）/53

第二节 调和肝脾剂 /54

四逆散（《伤寒论》）/54

逍遥散（《太平惠民和剂局方》）/55

痛泻要方(《丹溪心法》)/56

第三节　调和寒热剂 /57
半夏泻心汤(《伤寒论》)/57

第四章　清热剂

第一节　清气分热剂 /60
白虎汤(《伤寒论》)/60
竹叶石膏汤(《伤寒论》)/62

第二节　清营凉血剂 /63
清营汤(《温病条辨》)/63
犀角地黄汤(《外台秘要》)/64

第三节　清热解毒剂 /66
黄连解毒汤(《外台秘要》)/66
凉膈散(《太平惠民和剂局方》)/67
普济消毒饮(《东垣试效方》)/68

第四节　气血两清剂 /69
清瘟败毒饮(《疫疹一得》)/69

第五节　清脏腑热剂 /71

导赤散(《小儿药证直诀》) /71

龙胆泻肝汤(《医方集解》) /72

左金丸(《丹溪心法》) /73

泻白散(《小儿药证直诀》) /74

清胃散(《脾胃论》) /76

玉女煎(《景岳全书》) /78

芍药汤(《素问病机气宜保命集》) /80

白头翁汤(《伤寒论》) /82

第六节　清虚热剂 /84

青蒿鳖甲汤(《温病条辨》) /84

清骨散(《证治准绳》) /85

当归六黄汤(《兰室秘藏》) /87

第五章　祛暑剂

第一节　祛暑解表剂 /90

香薷散(《太平惠民和剂局方》) /90

第二节　祛暑利湿剂 /92

六一散(益元散)(《黄帝素问宣明论方》) /92

桂苓甘露散(《黄帝素问宣明论方》) /94

第三节　祛暑益气剂 /95

清暑益气汤(《温热经纬》) /95

第六章　温里剂

第一节　温中祛寒剂 /98

理中丸(《伤寒论》) /98

小建中汤(《伤寒论》) /100

吴茱萸汤(《伤寒论》) /102

大建中汤(《金匮要略》) /103

第二节　回阳救逆剂 /104

四逆汤(《伤寒论》) /104

回阳救急汤(《伤寒六书》) /106

第三节　温经散寒剂 /107

当归四逆汤(《伤寒论》) /107

黄芪桂枝五物汤(《金匮要略》) /109

暖肝煎(《景岳全书》) /110

第七章　表里双解剂

第一节　解表清里剂 /112

葛根黄芩黄连汤(《伤寒论》) /112

第二节　解表温里剂 /113

　　五积散（《太平惠民和剂局方》）/113

第三节　解表攻里剂 /114

　　大柴胡汤（《金匮要略》）/114

　　防风通圣散（《黄帝素问宣明论方》）/116

　　疏凿饮子（《济生方》）/117

第八章　补益剂

第一节　补气剂 /120

　　四君子汤（《太平惠民和剂局方》）/120

　　参苓白术散（《太平惠民和剂局方》）/122

　　补中益气汤（《脾胃论》）/123

　　玉屏风散（《究原方》录自《医方类聚》）/125

　　生脉散（《医学启源》）/126

　　人参蛤蚧散（《博济方》）/128

第二节　补血剂 /129

　　四物汤（《仙授理伤续断秘方》）/129

　　当归补血汤（《内外伤辨惑论》）/131

　　归脾汤（《济生方》）/133

第三节　气血双补剂 /134

八珍汤（《瑞竹堂经验方》）/134

炙甘草汤（《伤寒论》）/136

泰山磐石散（《古今医统大全》）/137

第四节　补阴剂 /138

六味地黄丸（《小儿药证直诀》）/138

左归丸（《景岳全书》）/140

大补阴丸（《丹溪心法》）/142

一贯煎（《续名医类案》）/143

益胃汤（《温病条辨》）/145

第五节　补阳剂 /146

肾气丸（《金匮要略》）/146

右归丸（《景岳全书》）/148

第六节　阴阳双补剂 /150

地黄饮子（《黄帝素问宣明论方》）/150

龟鹿二仙胶（《医便》）/151

七宝美髯丹（《本草纲目》引《积善堂方》）/152

补天大造丸（《医学心悟》）/153

第九章 固涩剂

第一节 固表止汗剂 /156

牡蛎散（《太平惠民和剂局方》）/156

第二节 敛肺止咳剂 /158

九仙散（王子昭方，录自《卫生宝鉴》）/158

第三节 涩肠固脱剂 /159

真人养脏汤（《太平惠民和剂局方》）/159

四神丸（《内科摘要》）/160

桃花汤（《伤寒论》）/162

驻车丸（《延年密录》，录自《外台秘要》）/163

第四节 涩精止遗剂 /164

金锁固精丸（《医方集解》）/164

桑螵蛸散（《本草衍义》）/165

缩泉丸（《魏氏家藏方》）/167

第五节 固崩止带剂 /168

固冲汤（《医学衷中参西录》）/168

固经丸（《丹溪心法》）/170

易黄汤（《傅青主女科》）/171

第十章 安神剂

第一节 重镇安神剂 /174

朱砂安神丸(《内外伤辨惑论》)/174

磁朱丸(《备急千金要方》)/175

珍珠母丸(《普济本事方》)/176

桂枝甘草龙骨牡蛎汤(《伤寒论》)/177

第二节 补养安神剂 /178

天王补心丹(《校注妇人良方》)/178

酸枣仁汤(《金匮要略》)/180

甘麦大枣汤(《金匮要略》)/181

养心汤(《仁斋直指方论》)/182

第三节 交通心肾剂 /184

交泰丸(《韩氏医通》)/184

黄连阿胶汤(《伤寒论》)/185

第十一章 开窍剂

第一节 凉开剂 /188

安宫牛黄丸(《温病条辨》)/188

紫雪丹(《苏恭方》,录自《外台秘要》)/189

至宝丹(《灵苑方》引郑感方,录自《苏沈良方》)/190

抱龙丸(《小儿药证直诀》)/192

第二节 温开剂 /193

苏合香丸(《广济方》,录自《外台秘要》)/193

紫金锭(《丹溪心法附余》)/195

第十二章 理气剂

第一节 行气剂 /198

越鞠丸(《丹溪心法》)/198

柴胡疏肝散(《证治准绳》)/199

金铃子散(《太平圣惠方》,录自《袖珍方》)/200

瓜蒌薤白白酒汤(《金匮要略》)/201

半夏厚朴汤(《金匮要略》)/202

枳实消痞丸(《兰室秘藏》)/203

厚朴温中汤(《内外伤辨惑论》)/205

天台乌药散(《圣济总录》)/206

橘核丸(《济生方》)/207

加味乌药汤(《奇效良方》)/209

第二节 降气剂 /211

苏子降气汤(《太平惠民和剂局方》)/211

定喘汤(《摄生众妙方》)/213

四磨汤（《济生方》）/216

旋覆代赭汤（《伤寒论》）/217

橘皮竹茹汤（《金匮要略》）/219

丁香柿蒂汤（《症因脉治》）/220

第十三章　理血剂

第一节　活血祛瘀剂 /222

桃核承气汤（《伤寒论》）/222

血府逐瘀汤（《医林改错》）/224

补阳还五汤（《医林改错》）/226

复元活血汤（《医学发明》）/227

七厘散（《同寿录》）/229

温经汤（《金匮要略》）/230

生化汤（《傅青主女科》）/233

桂枝茯苓丸（《金匮要略》）/234

失笑散（《太平惠民和剂局方》）/235

大黄䗪虫丸（《金匮要略》）/236

第二节　止血剂 /237

十灰散（《十药神书》）/237

咳血方（《丹溪心法》）/238

小蓟饮子（《济生方》,录自《玉机微义》）/239

槐花散（《普济本事方》）/240

黄土汤(《金匮要略》)/241

第十四章　治风剂

第一节　疏散外风剂 /244

川芎茶调散(《太平惠民和剂局方》)/244

大秦艽汤(《素问病机气宜保命集》)/245

消风散(《外科正宗》)/247

牵正散(《杨氏家藏方》)/248

小活络丹(《太平惠民和剂局方》)/249

玉真散(《外科正宗》)/250

第二节　平息内风剂 /251

羚角钩藤汤(《通俗伤寒论》)/251

镇肝熄风汤(《医学衷中参西录》)/252

天麻钩藤饮(《中医内科杂病证治新义》)/254

大定风珠(《温病条辨》)/255

阿胶鸡子黄汤(《通俗伤寒论》)/257

第十五章　治燥剂

第一节　轻宣外燥剂 /260

杏苏散(《温病条辨》)/260

桑杏汤(《温病条辨》)/261

清燥救肺汤(《医门法律》)/263

第二节 滋润内燥剂 /265

麦门冬汤(《金匮要略》)/265

养阴清肺汤(《重楼玉钥》)/266

百合固金汤(《慎斋遗书》)/267

琼玉膏(申帖翁方,录自《洪氏集验方》)/268

玉液汤(《医学衷中参西录》)/270

增液汤(《温病条辨》)/271

第十六章 祛湿剂

第一节 化湿和胃剂 /274

平胃散(《太平惠民和剂局方》)/274

藿香正气散(《太平惠民和剂局方》)/276

第二节 清热祛湿剂 /278

茵陈蒿汤(《伤寒论》)/278

八正散(《太平惠民和剂局方》)/280

三仁汤(《温病条辨》)/282

甘露消毒丹(《医效秘传》)/283

连朴饮(《霍乱论》)/284

当归拈痛汤(《医学启源》)/286

二妙散(《丹溪心法》)/287

第三节 利水渗湿剂 /288

五苓散(《伤寒论》)/288

猪苓汤(《伤寒论》)/290

防己黄芪汤(《金匮要略》)/293

五皮散(《中藏经》)/294

第四节 温化寒湿剂 /295

苓桂术甘汤(《金匮要略》)/295

甘草干姜茯苓白术汤(肾著汤)(《金匮要略》)/296

真武汤(《伤寒论》)/297

实脾散(《严氏济生方》)/298

第五节 祛湿化浊剂 /302

萆薢分清饮(《杨氏家藏方》)/302

完带汤(《傅青主女科》)/303

第六节 祛风胜湿剂 /304

羌活胜湿汤(《脾胃论》)/304

独活寄生汤(《备急千金要方》)/305

第十七章　祛痰剂

第一节　燥湿化痰剂 /308

　二陈汤(《太平惠民和剂局方》) /308

　茯苓丸(《全生指迷方》,录自《是斋百一选方》) /309

　温胆汤(《三因极一病证方论》) /310

第二节　清热化痰剂 /311

　清气化痰丸(《医方考》) /311

　小陷胸汤(《伤寒论》) /312

　滚痰丸(《玉机微义》) /314

第三节　润燥化痰剂 /315

　贝母瓜蒌散(《医学心悟》) /315

第四节　温化寒痰剂 /316

　苓甘五味姜辛汤(《金匮要略》) /316

　三子养亲汤(《韩氏医通》) /318

第五节　治风化痰剂 /319

　半夏白术天麻汤(《医学心悟》) /319

　定痫丸(《医学心悟》) /321

第十八章　消食剂

第一节　消食化滞剂 /324

保和丸(《丹溪心法》) /324

枳实导滞丸(《内外伤辨惑论》) /325

木香槟榔丸(《儒门事亲》) /326

第二节　健脾消食剂 /330

健脾丸(《证治准绳》) /330

葛花解酲汤(《内外伤辨惑论》) /332

第十九章　驱虫剂

乌梅丸(《伤寒论》) /334

化虫丸(《太平惠民和剂局方》) /335

肥儿丸(《太平惠民和剂局方》) /336

第二十章　涌吐剂

瓜蒂散(《伤寒论》) /338

救急稀涎散(《经史证类备急本草》,引孙尚药方) /339

盐汤探吐方(《金匮要略》) /340

第二十一章　治痈疡剂

第一节　散结消痈剂 /342

仙方活命饮(《校注妇人良方》) /342

五味消毒饮(《医宗金鉴》) /345

四妙勇安汤(《验方新编》) /346

犀黄丸(《外科证治全生集》) /347

牛蒡解肌汤(《疡科心得集》) /348

阳和汤(《外科证治全生集》) /349

小金丹(《外科证治全生集》) /350

海藻玉壶汤(《外科正宗》) /351

消瘰丸(《医学心悟》) /352

苇茎汤(《外台秘要》引《古今录验方》) /353

大黄牡丹汤(《金匮要略》) /354

第二节　托里透脓剂 /355

透脓散(《外科正宗》) /355

第三节　补虚敛疮剂 /356

内补黄芪汤(《外科发挥》) /356

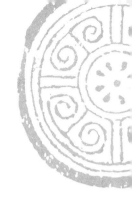

第一章　解表剂

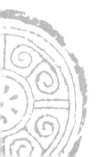

第一节　辛温解表剂

麻黄汤(《伤寒论》)

【方　　歌】麻黄汤内四般施,甘草杏仁及桂枝。
　　　　　　发热恶寒头项痛,伤寒服此汗淋漓。

【组　　成】麻黄 9g,桂枝 6g,杏仁 9g,炙甘草 3g。

【趣味记忆】芝麻草腥。

【对　　照】枝麻草杏。

【证治方解】

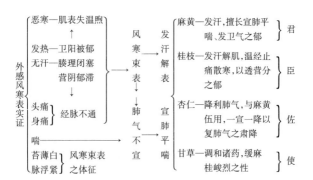

附方比较表：

方名	组成	功用	主治
麻黄加术汤	即麻黄汤加白术	发汗解表，散寒祛湿	外感风寒夹湿，风寒湿痹，身体烦疼，无汗
麻杏苡甘汤	即麻黄汤去桂枝加薏苡仁	解表祛湿	汗出当风，或久伤受冷所致风湿在表，且有化热倾向者。症见风湿一身尽痛，发热，日晡所剧者
大青龙汤	即麻黄汤加石膏、生姜、大枣	发汗解表，清热除烦	外感风寒重症兼里有郁热者。当见不汗出而烦躁，身疼痛，脉浮紧
三拗汤	即麻黄汤去桂枝	宣肺解表	风寒犯肺，鼻塞声重，语音不出，咳嗽胸闷
华盖散	即麻黄汤去桂枝加桑白皮，紫苏子、茯苓、陈皮	宣肺解表，祛痰止咳	素体痰多又外感风寒犯肺，咳嗽上气，痰气不利，呀呷有声，脉浮紧者

大青龙汤(《伤寒论》)

【方　　歌】大青龙汤桂麻黄,杏草石膏姜枣藏。

太阳无汗兼烦躁,风寒两解此为良。

【组　　成】麻黄 12g,桂枝、杏仁、大枣、炙甘草各

6g,生姜(切)9g,石膏 18g。

【趣味记忆】湿糕就着麻黄汤(吃)。

【对　　照】石膏姜枣麻黄汤。

【证治方解】

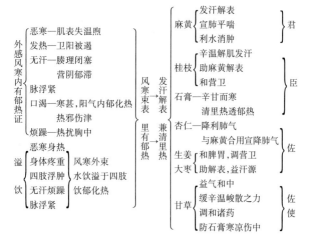

桂枝汤(《伤寒论》)

【方　　歌】桂枝汤治太阳风,芍药甘姜红枣同。
　　　　　　桂麻相合各各半,太阳如疟此为功。

【组　　成】桂枝 9g,芍药 9g,甘草(炙)6g,生姜
　　　　　　(切)9g,大枣 3 枚。

【趣味记忆】贵嫂炒姜枣。

【对　　照】桂芍草姜枣。

【证治方解】

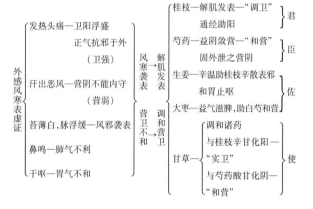

附方比较表：

方名	相同点	不同点			运用鉴别点
		病因病机	组成	功用及主治	
麻黄汤	①两方均属解表散寒，为治疗外感风寒表证的辛温解表剂 ②均有解肌发汗、温经散寒作用的桂枝	外感风寒，风寒束表，肺气失宣	①麻桂相合解表发汗力更强，为解表发汗峻剂 ②麻杏相配，宣肺平喘	发汗解表，宣肺平喘，主治外感风寒表实证，头痛身痛，无汗而喘，苔薄白，脉浮紧	无汗而喘，脉浮紧
桂枝汤		风寒客表，营卫不和	①桂枝发汗力弱属解表轻剂 ②桂芍一散一收，调和营卫	解肌发表，调和营卫，主治：①外感风寒表虚证，症见发热头痛，汗出恶风。或鼻鸣干呕，舌苔薄白，脉浮缓。②营卫失调的内伤杂证	汗出恶风，脉浮缓

九味羌活汤（《此事难知》）

【方　　歌】九味羌活用防风,细辛苍芷与川芎。

黄芩生地同甘草,三阳解表益姜葱。

阴虚气弱人禁用,加减临时在变通。

【组　　成】羌活、防风、苍术各 9g,细辛 3g,川芎、

白芷、生地黄、黄芩、甘草各 6g。

【趣味记忆】西草房,秦兄弟只藏枪。

【对　　照】细草防,芩芎地芷苍羌。

【证治方解】

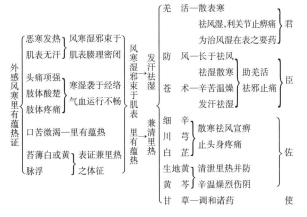

附方比较表：

方名	相同点	不同点		
		组成	功用	主治
九味羌活汤	①均有羌活、防风、川芎、甘草 ②均可祛风除湿，止头身痛 ③均治风湿束表，症见头身疼痛	配有苍术、白芷、细辛、生地黄、黄芩	发汗祛湿，兼能清内热	外感风寒湿邪，兼有里热证
羌活胜湿汤		配有独活、藁本、蔓荆子	祛风胜湿止痛	风湿在表，肩背痛不可回顾，头痛身重等症

香苏散(《太平惠民和剂局方》)

【方　　歌】香苏散内草陈皮,疏散风寒又理气。

外感风寒兼气滞,寒热无汗胸脘痞。

【组　　成】香附子、紫苏叶各 12g,陈皮 6g,炙甘草 3g。

【趣味记忆】陈"国老"吃香酥。

【对　　照】陈"甘草"—香苏。

【证治方解】

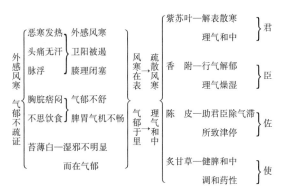

附方比较表：

方名	相同点	不同点		
		组成	功用	主治
香苏散	①均有紫苏叶、香附、陈皮、炙甘草 ②均治外感风寒兼有气滞证	配有紫苏叶、香附、陈皮、炙甘草	疏散风寒理气和中	外感风寒之邪，气郁不舒证
加味香苏散		香苏散加荆芥、防风、秦艽、蔓荆子、川芎、生姜	发汗解表理气和中	辛温解表止痛之功强于上方，用于外感风寒较重兼气滞者

小青龙汤(《伤寒论》)

【方　　　歌】小青龙汤治水气,喘咳呕哕渴利慰。
　　　　　　　姜桂麻黄芍药甘,细辛半夏兼五味。

【组　　　成】麻黄、桂枝、芍药、五味子、半夏各9g,干
　　　　　　　姜、炙甘草各6g,细辛3g。

【趣味记忆】少将为嘛心下跪。

【对　　　照】芍姜味麻甘辛夏桂。

【证治方解】

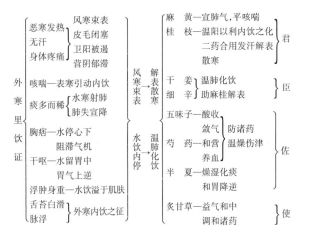

附方比较表：

方名	相同点	不同点		
		组成	功用	主治
小青龙汤	①均有麻黄、细辛、干姜、半夏、五味子②均可解表化饮③均治外寒内饮，症见咳喘痰饮等	桂枝、芍药、甘草	解表散寒温肺化饮	外寒里饮证，症见恶寒发热、无汗、胸痞、喘咳、痰多而稀、苔白滑、脉浮等
射干麻黄汤		小青龙汤去桂枝、芍药、甘草，加射干、紫菀、款冬花、大枣	宣肺祛痰下气止咳	风寒表证较轻，证属痰饮郁结，肺气上逆，症见咳而上气，喉中有水鸡声

止嗽散(《医学心悟》)

【方　　歌】止嗽散内用桔梗,紫菀荆芥百部陈。
　　　　　　白前甘草共为末,姜汤调服止嗽频。

【组　　成】桔梗、荆芥、紫菀、百部、白前各 12g ,甘
　　　　　　草 4g,陈皮 6g。

【趣味记忆】白白姐姐玩皮草。

【对　　照】白百桔芥菀皮草。

【证治方解】

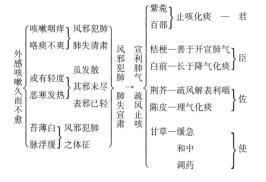

第二节　辛凉解表剂

银翘散(《温病条辨》)

【方　　歌】银翘散主上焦医,竹叶荆牛薄荷豉。
甘桔芦根凉解法,风温初感此方宜。
咳加杏贝渴花粉,热甚栀芩次第施。

【组　　成】连翘、金银花各30g,桔梗、薄荷、牛蒡
子、芦根各18g,淡竹叶、荆芥穗各12g,
甘草、淡豆豉各15g。

【趣味记忆】牛到河边去吃草,连花叶和穗梗根都吃掉。

【对　　照】牛-荷-豉草,连花叶-穗梗根。

【证治方解】

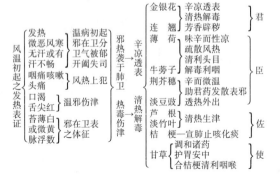

桑菊饮(《温病条辨》)

【方　　歌】桑菊饮中桔梗翘,杏仁甘草薄荷饶。

芦根为引轻清剂,热盛阳明入母膏。

【组　　成】桑叶 7.5g,菊花 3g,杏仁 6g,连翘 5g,薄荷 2.5g,苦桔梗 6g,生甘草 2.5g,芦根 6g。

【趣味记忆】仁花叶和梗根连草(一支植物的样子)。

【对　　照】仁花叶荷梗根连草。

【证治解解】

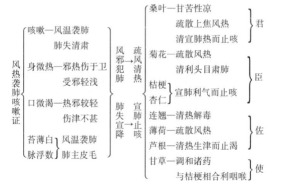

附方比较表：

方名	相同点	不同点		
		组成	功用	主治
桑菊饮	①均有薄荷、连翘、桔梗、芦根、甘草 ②均能疏散风热 ③均治身热、口渴咳嗽、苔薄白、脉浮数等症	桑叶、菊花、杏仁	疏风清热但力弱，以宣肺止咳为主	风热袭于肺卫，偏于肺，肺失宣降者，以咳嗽为主，兼见身微热，口微渴
银翘散		金银花、荆芥穗、牛蒡子、淡豆豉、淡竹叶	辛凉透表力大，且有解毒生津、芳香辟秽之功	风热袭于肺卫，偏于卫，热毒伤津明显者，身热微恶寒、无汗或有汗不畅，咽痛，口渴，舌尖红

麻黄杏仁甘草石膏汤(《伤寒论》)

【方　　歌】麻杏甘石汤法良,辛凉宣泄有擅长。

　　　　　　邪热壅闭气喘急,清肺平喘效力强。

【组　　成】麻黄9g,杏仁9g,甘草6g,石膏18g。

【证治方解】

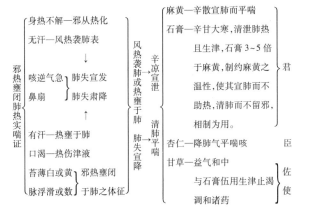

附方比较表：

方名	相同点	不同点		
		组成	功用	主治
麻杏石甘汤	①麻杏石甘汤与麻黄汤均用麻黄、杏仁、甘草治疗咳喘 ②麻杏石甘汤与越婢汤均以麻黄配伍石膏宣肺疏表，清泄肺热	麻黄（四两）、杏仁、石膏、甘草	辛凉疏表，清肺平喘	咳喘之表邪入里化热、壅遏于肺
越婢汤		麻杏石甘汤麻黄用量加大（六两），加生姜、大枣去杏仁	发汗行水	风水夹热，一身悉肿，水在肌表之证
麻黄汤		麻杏石甘汤去石膏加桂枝（麻黄三两）	发汗解表宣肺平喘	咳喘之风寒束表肺气失宣

柴葛解肌汤(《伤寒六书》)

【方　　歌】陶氏柴葛解肌汤,邪在三阳热势张。
　　　　　　芩芍桔甘羌活芷,石膏大枣与生姜。

【组　　成】柴胡、黄芩、芍药各 6g,葛根 9g,桔梗、
　　　　　　白芷、羌活、甘草各 3g,石膏 12g,生姜 3
　　　　　　片,大枣 2 枚。

【趣味记忆】姜大哥石柴草,秦姐抢白芍。

【对　　照】姜大葛石柴草,芩桔羌白芍。

【证治方解】

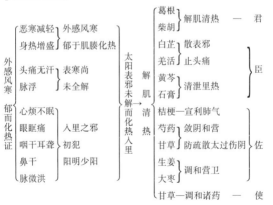

升麻葛根汤(《太平惠民和剂局方》)

【方　　歌】(《局方》)升麻葛根汤,芍药甘草合成方。

麻疹初起出不透,解肌透疹此方良。

【组　　成】升麻、白芍、炙甘草各 6g,葛根 9g。

【趣味记忆】妈烧草根。

【对　　照】麻芍草根。

【证治方解】

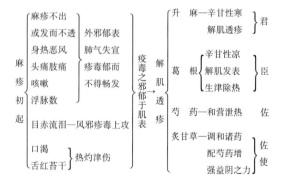

附方比较表：

方名	相同点	不同点		运用
		组成	功用及主治	鉴别点
升麻葛根汤	三方均有透疹清热之功，用于麻疹初起，透发不出	本方用药较简，只四味解肌透疹、和营解毒的药	升阳解肌而透疹，适宜于麻疹初起，欲出不出而身热无汗者	麻疹初起疹出不透，发热咳嗽，舌红脉数，表热等症状较轻
竹叶柳蒡汤		该方既解肌透疹，又兼清热解毒和生津除烦，用药组成比上方更全面	透疹解毒，清泄肺胃，专用于麻疹透发不出，肺胃热甚者	麻疹初起高热无汗或有汗旋即汗收，喘咳，烦闷燥乱，不见疹点透发
宣毒发表汤		升麻葛根汤去芍药，加荆芥、防风、牛蒡子、薄荷、枳壳、桔梗、前胡、连翘、木通、淡竹叶	解表透疹，止咳利咽，主治麻疹透发不出，其宣肺和清热之力均强于升麻葛根汤	麻疹初起透发不畅，兼发热咳嗽，烦躁口渴，小便赤

葱豉桔梗汤(《重订通俗伤寒论》)

【方　　歌】葱豉桔梗薄荷翘,山栀竹叶合甘草。
　　　　　　热邪束肺嗽咽痛,风温初起此方疗。

【组　　成】鲜葱白、淡豆豉 9g,苦桔梗、薄荷各 5g,
　　　　　　焦山栀、连翘各 6g,生甘草 2g,淡竹叶
　　　　　　3g。

【趣味记忆】猪吃草帘脖子更白。

【对　　照】竹豉草连薄栀梗白。

【证治方解】

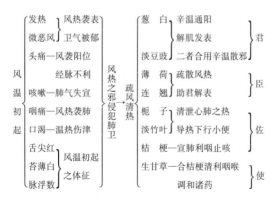

第三节　扶正解表剂

败毒散(《太平惠民和剂局方》)

【方　　歌】人参败毒茯苓草，枳桔柴前羌独芎。
　　　　　　薄荷少许姜三片，四时感冒有奇功。
　　　　　　去名为败毒散，加入消风治亦同。

【组　　成】柴胡、前胡、川芎、枳壳、羌活、桔梗、人参、甘草、独活、茯苓各9g，生姜3g，薄荷2g。

【趣味记忆】活熊身伏草梗，二虎只可强攻。

【对　　照】活芎参茯草梗，二胡枳壳羌一。

【证治方解】

气虚外感风寒湿证

- 憎寒壮热／头项强痛／肢体酸痛／无汗｝风寒湿邪客于肌表
- 鼻塞声重／咳嗽有痰／胸膈痞满｝风寒犯肺，肺气不宣，湿阻气滞
- 苔白腻／脉浮按之无力｝虚人外感风寒兼湿之证

痢疾 → 外邪陷里——"逆流挽舟"

风寒湿束表 → 散寒祛湿
痰湿内生 → 益气解表
肺气失宣

- 羌活—辛温发散通治一身／独活—上下风寒湿邪｝君
- 川芎—行气祛风／柴胡—疏散解肌｝散外邪除疼痛｝臣
- 桔梗—宣肺／枳壳—降气／前胡—祛痰／茯苓—渗湿｝宣肺利气，化痰止咳
- 人参—扶助正气，驱邪外出　散中有补，一汗而风寒湿皆去｝佐
- 生姜／薄荷｝发散风寒｝使
- 甘草—调和诸药，益气和中

附方比较表：

方名	相同点	不同点		
		组成	功用	主治
败毒散	①均有柴胡、甘草、桔梗、川芎、茯苓、枳壳、前胡、羌活、独活 ②均能散寒祛风除湿解表	柴胡、甘草、桔梗、川芎、茯苓、枳壳、前胡、羌活、独活、人参、薄荷、生姜	散寒祛湿，益气解表	气虚而风寒湿束表证。见憎寒壮热，头项强痛，肢体酸痛，无汗胸膈痞满
荆防败毒散		败毒散去人参、生姜、薄荷，加荆芥穗、防风	发汗解表，消疮止痛，其祛风散寒力强，但无扶正之功	治疗疮疡初起，寒热无汗者，治疗外感风寒湿表证

参苏饮(《太平惠民和剂局方》)

【方　　歌】参苏饮内用陈皮,枳壳前胡半夏宜。
干葛木香甘桔茯,内伤外感此方推。
参前若去芎柴入,饮号芎苏治不差。
香苏饮仅陈皮草,感伤内外亦堪施。

【组　　成】人参、茯苓、紫苏叶、半夏、前胡、葛根各9g,木香、桔梗、陈皮、枳壳、炙甘草各6g。

【趣味记忆】二陈姐跟参叔只撬钱箱。

【对　　照】二陈桔根参苏枳壳前香。

【证治方解】

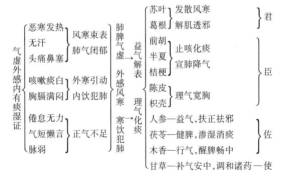

附方比较表：

方名	相同点	不同点		
		组成	功用	主治
败毒散	①均有前胡、茯苓、桔梗、枳壳、人参、甘草②均可益气解表③均用于风寒表证，兼顾气虚之体	柴胡、川芎、羌活、独活	兼能散寒祛湿	风寒湿邪在表之证。症见:憎寒壮热、头项强痛无汗、咳嗽有痰
参苏饮		苏叶、葛根、半夏、木香	兼能理气化痰	外感风寒,内有痰阻气滞者。症见:恶寒发热、头痛无汗、咳嗽痰白、胸脘满闷乏力

方名	相同点	不同点	
小青龙汤	①均能解表散寒化痰②均治外感风寒,寒饮犯肺而症见恶寒、发热、无汗、咳嗽痰多、胸闷者	素有水饮,又感风寒,寒饮犯肺,肺寒气逆者。当见喘促痰多而稀,甚则不能平卧,肢面浮肿之症	
参苏饮		益气解表,理气化痰,解表力弱,治脾肺气虚外感风寒,内有寒饮。当伴有倦怠乏力,食少体倦,气短懒言等症	

再造散(《伤寒六书》)

【方　　歌】再造散用参芪甘,桂附羌防芎芍参。
　　　　　　细辛加枣煨姜煎,阳虚无汗法当谙。

【组　　成】黄芪6g,炒白芍、人参、熟附子、羌活、桂
　　　　　　枝、防风、川芎、煨生姜各3g,细辛2g,
　　　　　　甘草1.5g,大枣2枚。

【趣味记忆】再造桂枝汤,欺负穷人抢新房。

【对　　照】再造桂枝汤,芪附芎人羌辛防。

【证治方解】

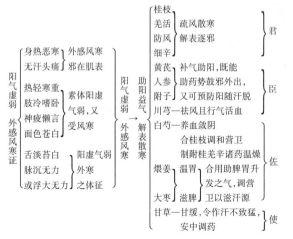

麻黄细辛附子汤(《伤寒论》)

【方　　歌】麻黄附子细辛汤,发表温经两法彰。
　　　　　　若非表里相兼治,少阴反热皆能康。

【组　　成】麻黄 6g,细辛 3g,附子 9g。

【证治方解】

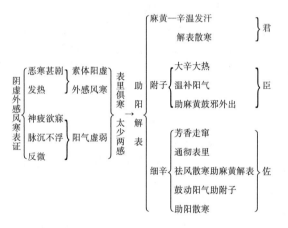

加减葳蕤汤(《重订通俗伤寒论》)

【方　　歌】加减葳蕤用白薇,豆豉生葱桔梗随。
　　　　　　草枣薄荷八味共,滋阴发汗功可慰。

【组　　成】生葳蕤 9g,葱白 6g,桔梗 4.5g,白薇 3g,
　　　　　　淡豆豉 12g,薄荷 4.5g,炙甘草 1.5g,大
　　　　　　枣 2 枚。

【趣味记忆】玉竹姐为何早操吃葱。

【对　　照】玉竹桔薇荷枣草豉葱。

【证治方解】

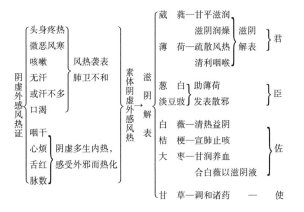

葱白七味饮(《外台秘要》)

【方　　歌】葱白七味外台方,新豉葛根与生姜。

　　　　　　麦冬生地千扬水,血虚外感最相当。

【组　　成】葱白、葛根、麦冬、干地黄各 9g,淡豆豉、

　　　　　　生姜各 6g(原方用千扬劳水煎)。

【趣味记忆】买个生的葱吃。

【对　　照】麦葛生地葱豉。

【证治方解】

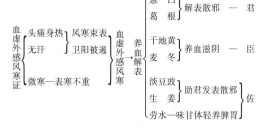

　　注解:本为血虚,发汗易伤阴液。然发汗驱邪需鼓动阳气,故以葱白、葛根助阳解表之物为君,生地黄、麦冬养阴之品为臣,使发汗不伤阴液。本方主治血虚外感,实为本虚标实,以葱白为名,也体现了有表当先解表之意。

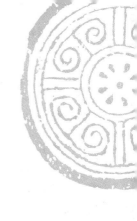

第二章　泻下剂

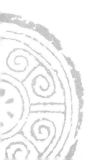

第一节 寒下剂

大承气汤(《伤寒论》)

【方　　歌】大承气汤用芒硝,枳实厚朴大黄饶。

　　　　　　救阴泻热功偏擅,急下阳明有数条。

【组　　成】大黄 12g,厚朴 24g,枳实 12g,芒硝 9g。

【趣味记忆】皇后只是笑。

【对　　照】黄厚枳实硝。

【证治方解】

阳明腑实证	大便不通—实热与积滞 　　　　互结胃肠
	脘腹痞满—浊气填塞 　　　　　腑气不通
	腹痛拒按 按之坚硬 有块 } 里热消灼 津液燥屎 积于肠中
	甚或潮热—邪在阳明
	日晡潮热—旺于阳明
	谵语—热扰心神
	手足濈然汗出—迫津外泄
	苔黄燥起刺 或焦黑燥裂 脉滑实 } 热盛伤津 燥热内结 之体征
热结旁流证	下利清水 色纯青气臭秽 脐腹疼痛 按之坚硬有块 } 腑热炽盛 燥屎内结不出 迫肠中之津 从旁而下
里实热证	厥逆 } 邪热 积滞 —阳盛格阴于外
	痉病—伤津液,脉失养
	发狂 } 闭阻 于内 —热扰神明心神浮越

里热炽盛→峻下热结

大黄—苦寒泻热
祛瘀通便
荡涤肠胃 } 祛实—君

芒硝—咸寒
泻热软坚
润燥通便 } 祛燥—臣

二者相须为用,峻下
热结之力更强

厚朴—苦温下气
除满消胀 } 祛满—佐使

枳实—苦辛破结
导滞消痞 } 散痞—佐使

附方比较表：

方名	相同点	不同点		
		组成	功用	主治
大承气汤	①均由大黄、芒硝加减变化而成 ②均有泻热之功 ③均治阳明腑实证	厚朴、枳实先煎，后下大黄，溶服芒硝	峻下热结	阳明腑实重证：①痞满燥实为主 ②热结旁流 ③里实热证热厥、痉病、发狂
小承气汤		去芒硝，大黄、厚朴、枳实组成同煎。减枳实、厚朴用量	轻下热结	阳明腑实轻证，即实热与积滞互结，尚未达到既燥且坚程度，以痞、满、实为主
调胃承气汤		去厚朴、枳实加甘草并与大黄同煎，溶服芒硝	缓下热结	阳明腑实证，恶热、口渴、心烦、便秘、腹满、痛拒、按有块
复方大承气汤		大承气汤及煎法外加赤芍、桃仁、莱菔子	通里攻下行气活血	肠梗阻属阳明腑实证，且气胀明显者

注解：厚朴三物汤药物组成：厚朴、大黄、枳实。与小承气汤组成一致，小承气汤以大黄为君，重在荡涤肠胃，轻下热结。厚朴三物汤以厚朴为君，重在通里下气除满。

大陷胸汤(《伤寒论》)

【方　　歌】大陷胸汤硝遂黄,丸加葶苈杏仁良。

伤寒下早胸成结,状似柔痉厉剂尝。

【组　　成】大黄 10g,芒硝 10g,甘遂 1g。

【趣味记忆】大陷胸汤随大忙。

【对　　照】大陷胸汤遂大芒。

【证治方解】

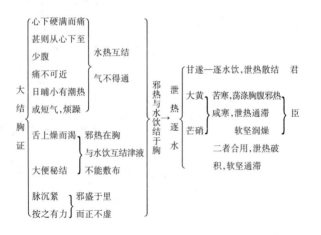

第二节 温下剂

大黄附子汤(《金匮要略》)

【方　　歌】金匮大黄附子汤,细辛散寒止痛良。
　　　　　　冷积内结成实证,功走温下妙非常。

【组　　成】大黄 9g,附子(炮)12g,细辛 3g。

【趣味记忆】大夫心里寒便痛。

【对　　照】大附辛温里散寒通便止痛。

【证治方解】

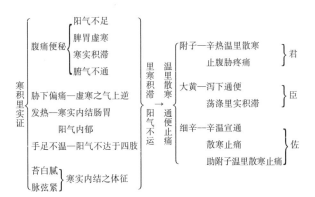

温脾汤(《备急千金要方》)

【方　　歌】温脾参附与干姜,甘草当归硝大黄。
　　　　　　寒热并行治寒积,脐腹绞结痛非常。

【组　　成】大黄 15g, 当归、干姜各 9g,附子、人参、
　　　　　　芒硝、甘草各 6g。

【趣味记忆】小姜大人父子归,干杯。

【对　　照】硝姜大人附子归,甘。

【证治方解】

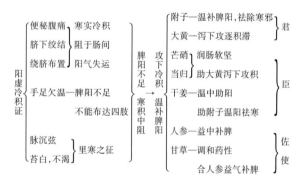

附方比较表：

方名	相同点	不同点		
		组成	功用	主治
温脾汤	①均有大黄、附子,皆具有温阳泻下、攻下寒积之功 ②均治寒积腹痛便秘	当归、干姜、人参、芒硝、甘草	攻下冷积,温补脾阳,寓温补于攻下中	脾阳不足,冷积阻滞之便秘腹痛,证属虚中夹实
大黄附子汤		细辛	温里散寒,通便止痛,辛温宣通力强	主治腹痛便秘,属寒积腹痛之里实证

三物备急丸(《金匮要略》)

【方　　歌】三物备急巴豆研,干姜大黄不需煎。
　　　　　　猝然腹痛因寒积,速投此方急救先。

【组　　成】大黄、干姜、巴豆各 30g(为丸剂)。

【趣味记忆】三物备急大豆酱。

【对　　照】三物备急大豆姜。

【证治方解】

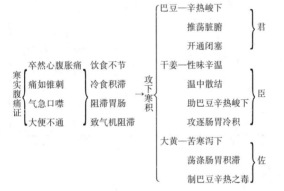

第三节 润下剂

麻子仁丸（《伤寒论》）

【方　　歌】麻子仁丸治脾约,大黄枳朴杏仁芍。
　　　　　　胃热津枯便难解,润肠通便功效高。

【组　　成】麻子仁 20g,芍药、枳实、厚朴各 9g,大
　　　　　　黄 12g,杏仁 10g（炼蜜为丸）。

【趣味记忆】黄大人不要芝麻子。

【对　　照】大黄仁朴药枳麻子。

【证治方解】

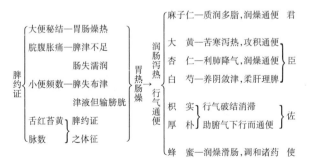

五仁丸(《世医得效方》)

【方　　歌】五仁柏仁杏仁桃,松仁陈皮郁李饶。
　　　　　　烧蜜为丸米饮下,润肠通便此方效。

【组　　成】桃仁、杏仁各15g,松子仁9g,柏子仁、
　　　　　　郁李仁各5g,陈皮15g。

【趣味记忆】五仁松柏桃李杏陈。

【证治方解】

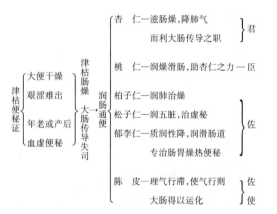

济川煎(《景岳全书》)

【方　　歌】济川归膝肉苁蓉,泽泻升麻枳壳从。
　　　　　　肾虚津亏肠中燥,寓通于补法堪宗。

【组　　成】当归 9～15g,牛膝 6g,肉苁蓉 6～9g,泽
　　　　　　泻 4.5g,升麻 1.5～3g,枳壳 3g。

【趣味记忆】菏泽骑马,从容当归。

【对　　照】壳泽膝麻,苁蓉当归。

【证治方解】

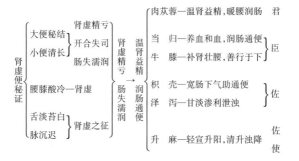

附方比较表:

方名	相同点	不同点	
		组成	功用主治
济川煎	①均有润肠通便之功 ②均治肠燥便秘小便频数	肉苁蓉:温肾益精 牛膝:补肾强腰 当归:养血和血,润肠通便 泽泻:渗利小便泻肾浊 升麻:升清阳浊阴自降	兼能温肾益精治肾虚、气化无力、五液失主、摄纳失司所致便秘、小便清长,兼见头目眩晕、腰膝酸软
麻子仁丸		麻仁、杏仁、白芍、蜂蜜,益阴增液润肠通便,大黄、枳实、厚朴泻肠胃燥热积滞	兼能泄热、行气,治肠胃燥热,脾受约束、津液不布所致便秘,小便数者

第四节　逐水剂

十枣汤(《伤寒论》)

【方　　歌】十枣汤中遂戟花,强人伏饮效堪夸。

控涎丹用遂戟芥,葶苈大枣亦可嘉。

【组　　成】芫花、甘遂、大戟各等分,大枣 10 枚(晨起空腹服)。

【趣味记忆】达吉愿找谁。

【对　　照】大戟芫枣遂。

【证治方解】

悬饮或水肿证
{
咳唾胸胁引痛甚
胸背掣痛不得息
} 停于胸胁

{
心下痞硬
干呕短气
} 停于心下

头痛目眩—清阳不升
水肿—泛溢肢体

{
舌苔白滑
脉沉弦
} 为饮为痛之体征

水饮壅盛于里—攻逐水饮

甘遂—苦寒有毒
善行经隧络脉之水湿

大戟—苦寒有毒
善于攻泻脏腑之水邪

芫花—辛温有毒
善消胸胁伏饮痰癖
} 君

大枣—益脾缓中培土制水
防止逐水伤及脾胃
缓和诸药毒性
使邪去而正不伤
} 佐

附方比较表：

方名	相同点	不同点		
		组成	功用	主治
十枣汤	①均有甘遂、芫花、大戟②均能攻逐水饮③均治水饮壅盛于里之证	大枣十枚煎汤送服	攻逐水饮，兼益气护胃	悬饮。症见水饮壅盛，水停胸胁，咳唾胸胁引痛，心下痞硬干呕，短气，头痛目眩，苔白滑，脉沉弦
舟车丸		大黄、黑牵牛、青皮、陈皮、槟片、木香、轻粉	峻下逐水，行气破结，兼能泻热攻逐力强	①水肿实证。②水热壅盛，气机阻滞之证。症见水肿水胀，口渴气粗，腹坚，大小便闭，脉沉数有力
控涎丸		十枣汤去芫花、大枣，加白芥子	祛痰逐饮，祛皮里膜外之痰，逐水力缓	多种伏痰证。症见痰涎伏于胸膈、胸背、手脚、颈项、腰胯痛不可忍，牵引痛，走易不定，或头痛不能举，或神志昏倦多睡等

禹功散(《儒门事亲》)

【方　　歌】儒门事亲禹功散,牵牛茴香一齐研。
　　　　　　行气逐水又通便,姜汁调下阳水痊。

【组　　成】黑牵牛 12g,茴香 3g,或加木香 3g,上为
　　　　　　细末,生姜汁调服 3~6g。

【趣味记忆】牵牛回家。

【对　　照】牵牛茴姜。

【证治方解】

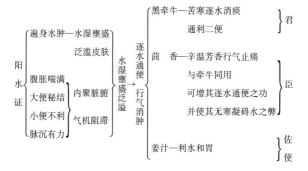

第五节　攻补兼施剂

黄龙汤(《伤寒六书》)

【方　　歌】黄龙汤枳朴硝黄,参归甘桔枣生姜。
　　　　　　阳明腑实气血弱,攻补兼施效力强。

【组　　成】大黄、枳实、厚朴、人参各 9g,芒硝、当归
　　　　　　各 6g,甘草 3g,桔梗 1 撮,生姜 3 片,大
　　　　　　枣 2 枚。

【趣味记忆】黄龙不忙,只接黄老人归家。

【对　　照】黄龙朴芒,枳桔黄草枣姜人归。

【证治方解】

阳明腑实气血不足证
- 大便秘结
- 脘腹胀满
- 疼痛拒按
- 身热口渴　邪热入里
- 舌苔焦黄　与肠中糟粕互结
- 或焦黑或　腑气不通
- 自利清水
- 神倦少气　素体不足或
- 脉虚　　　里实证误治
- 谵语神昏　耗伤气血
- 肢厥撮空　热结于里
　　　　　　上扰神明

热结里实兼气血两虚 → 攻下热结益气养血

- 大黄 芒硝 枳实 厚朴 —— 攻下热结 荡涤胃肠 实热积滞 —— 君
- 人参 当归 甘草 —— 益气养血 扶正达邪使 之攻不伤正 —— 臣
- 桔梗 —— 宣肺通肠腑
- 生姜 大枣 —— 养胃和中 —— 佐
- 甘草 —— 兼能调药 —— 使

附方比较表：

方名	相同点	不同点		
		组成	功用	主治
新加黄龙汤	①两方均有大黄、芒硝、人参、当归、甘草 ②均能益气通便、泻热 ③均治阳明温病热结里实。症见：大便秘结，腹中胀满，神疲少气，苔焦黑	玄参、生地黄、麦冬、海参	泻下作用缓和，滋阴增液作用强	主治阳明温病，热结里实，而气阴不足者，当伴有唇裂舌焦，腹中胀满而硬
黄龙汤		枳实、厚朴、桔梗	攻下热结作用强，且能益气养血	主治热结较甚而兼气血不足者。当见脘腹胀满疼痛拒按，谵语，神昏肢厥

增液承气汤（《温病条辨》）

【方　　歌】增液承气参地冬,硝黄加入五药供。
　　　　　　热结阴亏大便秘,壮水行舟便自通。

【组　　成】玄参 30g,麦冬 24g,细生地黄 24g,大黄
　　　　　　9g,芒硝 4.5g。

【趣味记忆】皇帝卖元宵。

【对　　照】黄地麦元硝。

【证治方解】

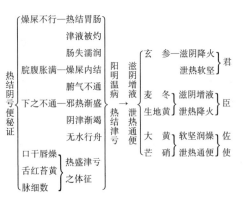

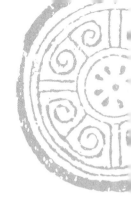

第三章　**和解剂**

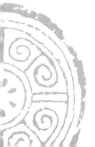

第一节　和解少阳剂

小柴胡汤(《伤寒论》)

【方　　歌】小柴胡汤和解功，半夏人参甘草从。
　　　　　　更用黄芩加姜枣，少阳百病此为宗。

【组　　成】柴胡24g，黄芩、人参、半夏、生姜各9g，
　　　　　　炙甘草9g，大枣4枚。

【趣味记忆】生芹菜炒大虾仁。

【对　　照】生芩柴草大夏人。

【证治方解】

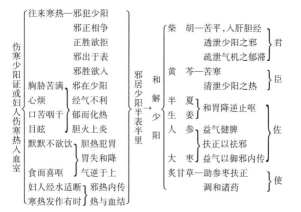

蒿芩清胆汤(《通俗伤寒论》)

【方　　歌】俞氏蒿芩清胆汤,陈皮半夏竹茹襄。
　　　　　　赤苓枳壳兼碧玉,湿热轻宣此法良。

【组　　成】青蒿脑 4.5~6g,淡竹茹 9g,仙半夏、生
　　　　　　枳壳、广陈皮各 4.5g,赤茯苓 9g,青子
　　　　　　芩 4.5~9g,碧玉散(滑石、甘草、青黛)
　　　　　　9g。

【趣味记忆】皇陵青竹,半壁植皮。

【对　　照】黄芩青竹,半碧枳皮。

【证治方解】

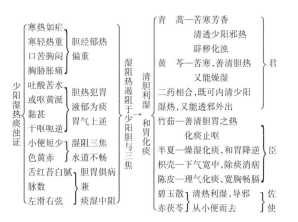

附方比较表:

方名	相同点	不同点		
		配伍意义	功用	主治
小柴胡汤	①均有和解少阳之功 ②治邪在少阳。症见往来寒热,胸胁不舒,口苦喜呕,脉弦	柴胡与黄芩:祛半里半表之邪 半夏与生姜:和胃降逆 参枣草:扶正祛邪	和解少阳为主,兼能扶正祛邪	少阳病兼中气虚,少阳热轻:默默不欲饮食,心烦喜呕,苔白
蒿芩清胆汤		青蒿与黄芩:清解胆热,除湿 温胆汤:清化热痰,止呕 碧玉散:清热利湿	清胆利湿为主,兼能和胃化痰	少阳热重兼痰湿内阻,寒轻热重,呕黄涎而黏,舌红苔白腻,脉右滑左弦

达原饮(《温疫论》)

【方　　歌】达原厚朴与常山,草果槟榔共涤痰。
　　　　　　　更用黄芩知母入,菖蒲青草不容删。

【组　　成】槟榔 6g,厚朴、知母、芍药、黄芩各 3g,
　　　　　　　草果仁、甘草各 1.5g。

【趣味记忆】后母要冰炒黄果仁。

【对　　照】厚母药槟草黄果仁。

【证治方解】

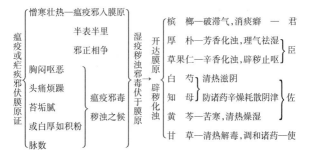

第二节 调和肝脾剂

四逆散(《伤寒论》)

【方　　歌】四逆散里用柴胡,芍药枳实甘草须。
　　　　　　此是阳邪成郁逆,敛阴泄热平剂扶。

【组　　成】炙甘草、枳实、柴胡、芍药各 6g。

【趣味记忆】四逆柴籽是草药。

【对　　照】四逆柴枳是草药。

【证治方解】

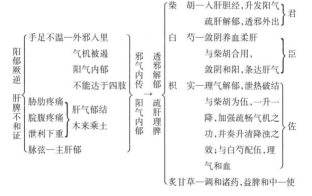

逍遥散(《太平惠民和剂局方》)

【方　　歌】逍遥散用当归芍,柴苓术草加姜薄。

散郁除蒸功最奇,调经八味丹栀著。

【组　　成】甘草 4.5g,当归、茯苓、芍药、白术、柴胡

各 9g,薄荷 6g,生姜 3 片。

【趣味记忆】逍遥白福将,和鬼烧干柴。

【对　　照】逍遥白茯姜,荷归芍甘柴。

【证治方解】

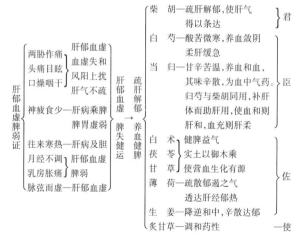

痛泻要方(《丹溪心法》)

【方　　歌】痛泻要方陈皮芍,防风白术煎丸酌。
　　　　　　补泻并用理肝脾,若作食伤医更错。

【组　　成】炒白术9g,炒芍药6g,炒陈皮4.5g,防风
　　　　　　3g。

【趣味记忆】白白披风。

【对　　照】白白皮风。

【证治方解】

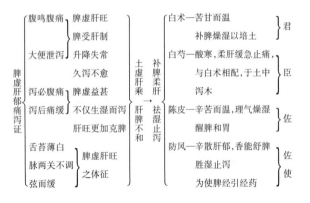

第三节　调和寒热剂

半夏泻心汤(《伤寒论》)

【方　　歌】半夏泻心黄连芩,干姜甘草与人参。
大枣和中治虚痞,法在调阳与和阴。

【组　　成】半夏 12g,黄芩、干姜、人参、炙甘草各
9g,黄连 3g,大枣 4 枚。

【趣味记忆】秦莲婶炒枣拌姜。

【对　　照】芩连参草枣半姜。

【证治方解】

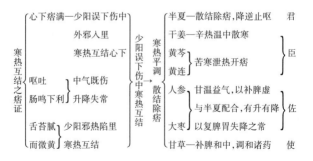

附方比较表：

方名	相同点	不同点			
		组成	功用	病机	主治
半夏泻心汤	①均有半夏、干姜、黄连、黄芩、人参、甘草、大枣②均能和胃消痞③均治心下痞干呕下利	与上药同	平调寒热和胃降逆开结除痞	寒热互结	心下痞，干呕或呕吐，肠鸣下利
生姜泻心汤		加生姜减干姜量	和胃消痞散结除水	水热互结	干噫食臭，腹中雷鸣下利
甘草泻心汤		重用甘草	益气和胃，消痞止呕	再度误下胃气重虚	心下痞硬满，下利频作，顽固不化，干呕心烦
黄连汤		与上药同，加重黄连用量，外加桂枝	和胃降逆，平调寒热	胸中有热胃中有寒	烦闷欲吐，腹中痛，微发热，肠鸣泄泻

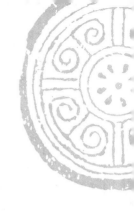

第四章　清热剂

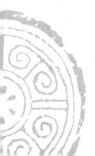

第一节　清气分热剂

白虎汤(《伤寒论》)

【方　　歌】白虎汤用石膏偎，知母加甘粳米陪。

　　　　　　亦有加入人参者，燥热烦渴舌生苔。

【组　　成】石膏50g，知母18g，炙甘草6g，粳米9g。

【趣味记忆】白虎精食母肝。

【对　　照】白虎粳石母甘。

【证治方解】

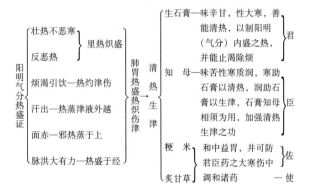

附方比较表：

方名	组成	功用	主治
白虎加人参汤	白虎汤加人参	清热益气生津	①汗吐下后，里热炽盛，而见四大症者②暑热病见有身大热属气津两伤
白虎加桂枝汤	白虎汤加桂枝	清热通络和营卫	①温疟，其脉如平，身无寒但热，骨节疼烦，时呕②风湿热痹壮热，气粗烦躁，关节肿痛，口渴，苔白，脉弦数
白虎加苍术汤	白虎汤加苍术	清热祛湿	①湿温病。症见：身热胸痞，汗出，舌红苔白腻②风湿热痹，症见身大热，关节肿痛

竹叶石膏汤(《伤寒论》)

【方　　歌】竹叶石膏汤人参,麦冬半夏竹叶灵。

甘草生姜兼粳米,暑烦热渴脉虚寻。

【组　　成】淡竹叶 6g,石膏 50g,半夏 9g,麦冬 20g,

人参 6g,炙甘草 6g,粳米 10g。

【趣味记忆】厦门人煮食干净米。

【对　　照】夏门人竹石甘粳米。

【证治方解】

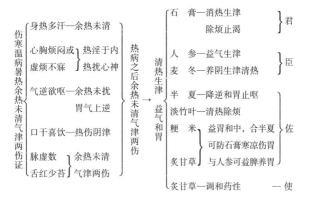

第二节　清营凉血剂

清营汤(《温病条辨》)

【方　　歌】清营汤是鞠通方,热入心包营血伤。
　　　　　　角地银翘玄连竹,丹麦清热佐之良。

【组　　成】水牛角 30g,生地黄 15g,玄参 9g,竹叶
　　　　　　心 3g,麦冬 9g,丹参 6g,黄连 5g,金银花
　　　　　　9g,连翘 6g。

【趣味记忆】乔连花选升丹麦主席。

【对　　照】翘连花玄生丹麦竹犀。

【证治方解】

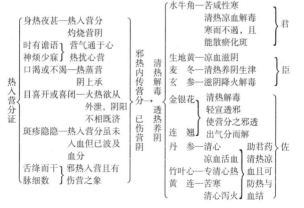

犀角地黄汤（《外台秘要》）

【方　　歌】犀角地黄芍药丹,血升胃热火邪干。
　　　　　　斑黄阳毒皆堪治,或益柴芩总伐肝。

【组　　成】水牛角屑 30g,生地黄 24g,芍药 9g,牡
　　　　　　丹皮 12g。

【趣味记忆】岳母牺牲。

【对　　照】药牡犀生。

【证治方解】

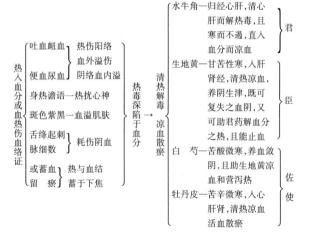

附方比较表：

方名	相同点	不同点		
		组成	功用	主治
清营汤	①两方均有清热解毒、凉血作用②均有犀角、生地黄③均治热入营血，身热，谵语，斑疹，舌绛，脉细数者	麦冬、玄参、金银花、连翘、黄连、淡竹叶、丹参	以清营、透热为主，兼能养阴	邪热由气分初入营分且已伤阴。症见身热夜甚、时有谵语、斑疹隐隐，口渴或不渴，舌绛而干为主
犀角地黄汤		白芍、牡丹皮（加大生地黄用量，清热凉血，养阴生津止血）	以凉血解毒为主，兼以散瘀	邪热入血分动血。症见吐血、衄血、便血、尿血，昏狂谵语斑疹紫黑，舌绛起刺

第三节　清热解毒剂

黄连解毒汤(《外台秘要》)

【方　　歌】黄连解毒汤四味,黄芩黄柏栀子备。

　　　　　　躁狂大热呕不眠,吐衄斑黄均可使。

【组　　成】黄连 9g,黄芩 6g,黄柏 6g,栀子 9g。

【趣味记忆】秦连山黄柏解毒。

【对　　照】芩连山黄柏解毒。

【证治方解】

凉膈散(《太平惠民和剂局方》)

【方　　歌】凉膈硝黄栀子翘,黄芩甘草薄荷饶。
　　　　　　竹叶蜜煎疗膈上,中焦燥实服之消。

【组　　成】川大黄、厚朴、芒硝、炙甘草各12g,山栀
　　　　　　子仁、薄荷叶、黄芩各6g,连翘25g,竹
　　　　　　叶3g,蜜少许。

【趣味记忆】黄老将军巧捉萧何子。

【对　　照】黄老将军翘竹硝荷栀。

【证治解】

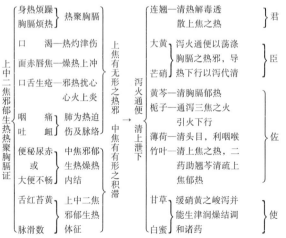

普济消毒饮（《东垣试效方》）

【方　　歌】普济消毒芩连鼠，玄参甘桔板蓝根。
升柴马勃连翘陈，僵蚕薄荷为末咀。
或加人参及大黄，大头天行力能御。

【组　　成】黄芩、黄连各 15g，人参 9g，橘红、甘草、
玄参、柴胡、桔梗各 6g，连翘、牛蒡子
（鼠黏子）、板蓝根、马勃各 3g，白僵蚕、
升麻各 2g。

【趣味记忆】陈胜巧拦截人牛马，才将秦国老脸圆。

【对　　照】陈升翘蓝桔人牛马，柴僵芩老连玄。

【证治方解】

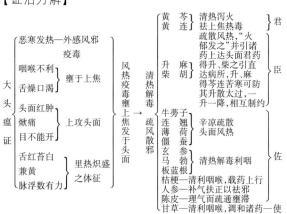

第四节 气血两清剂

清瘟败毒饮(《疫疹一得》)

【方　　歌】清瘟败毒地连芩,丹膏栀草竹叶并。
　　　　　　犀角玄翘知芍桔,清热解毒亦滋阴。

【组　　成】生石膏_{大剂}180～240g,_{中剂}60～120g,
　　　　　　_{小剂}24～36g,小生地黄_{大剂}18～30g,
　　　　　　_{中剂}9～15g,_{小剂}6～12g,乌犀角_{大剂}18～24g,
　　　　　　_{中剂}9～12g,_{小剂}6～12g,真川黄连_{大剂}18～24g,
　　　　　　_{中剂}6～12g,_{小剂}3～4.5g,生栀子、桔梗、黄
　　　　　　芩、知母、赤芍、玄参、连翘、甘草、牡丹
　　　　　　皮、淡竹叶各6g。

【趣味记忆】白虎解毒去白米,犀角选接俏竹叶。

【对　　照】白虎解毒去柏米,犀角玄桔翘竹叶。

【证治方解】

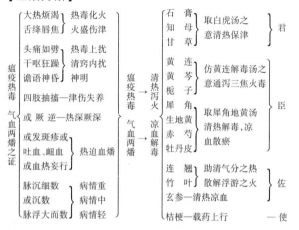

附方比较表：

方名	相同点	不同点
清瘟败毒饮	均具清热凉血之功	以大剂辛寒药物清阳明经热,并泻火解毒凉血,使气血两清。适用于热毒充斥,气血两燔之证
化斑汤		化斑汤清气凉血解毒之功不及清瘟败毒饮。适用于温病热入气血,发热发斑之证

第五节　清脏腑热剂

导赤散（《小儿药证直诀》）

【方　　歌】导赤生地与木通,草梢竹叶四味同。

口糜淋痛小肠火,引热同归小便中。

【组　　成】生地黄、木通、生甘草各6g,淡竹叶3g。

【趣味记忆】竹竿通地。

【对　　照】竹甘通地。

【证治方解】

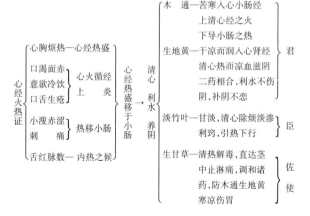

龙胆泻肝汤(《医方集解》)

【方　　歌】龙胆泻肝栀芩柴,生地车前泽泻偕。
　　　　　　木通甘草当归同,肝经湿热力能排。

【组　　成】龙胆草、木通、柴胡、生甘草各6g,黄芩、
　　　　　　栀子、车前子、生地黄各9g,泽泻12g,
　　　　　　当归3g。

【趣味记忆】龙车通黄山,当地卸柴草。

【对　　照】龙车通黄山,当地泻柴草。

【证治方解】

左金丸(《丹溪心法》)

【方　　歌】左金连萸六一丸,肝经炎郁吐吞酸。
再加芍药名戊己,热泻热痢服之安。
连附六一治胃痛,寒因热用理一般。

【组　　成】黄连 18g,吴茱萸 3g。

【趣味记忆】左金黄鱼。

【对　　照】左金黄萸。

【证治方解】

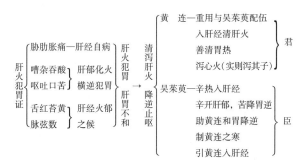

泻白散(《小儿药证直诀》)

【方　　歌】泻白桑皮地骨皮,甘草粳米四般宜。
　　　　　　参茯知芩皆可入,肺炎喘嗽此方施。

【组　　成】地骨皮、桑白皮各 30g,炙甘草 3g(古方
　　　　　　入粳米 1 撮)。

【趣味记忆】写白地白皮草。

【对　　照】泻白地白皮草。

【证治方解】

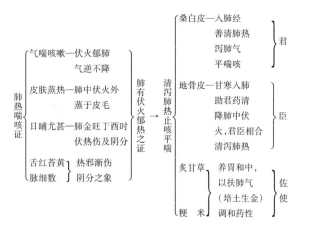

附方比较表：

方名	相同点	不同点		
		组成	功用	主治
泻白散	①均有泻肺之功 ②均能用于肺热喘咳证	地骨皮、桑白皮、炙甘草、粳米	清泻肺热，止咳平喘	适用于肺中伏火郁热之喘咳
葶苈大枣泻肺汤		葶苈子、大枣	泻肺行水，下气平喘	适用于痰浊痰邪壅滞于肺之痰喘
黄芩泻白散		泻白散去粳米加黄芩	清泻肺热，清火力盛，培土不足	适用于肺热较盛之喘咳

清胃散(《脾胃论》)

【方　　歌】清胃散用升麻连,当归生地牡丹全。

或益石膏平胃热,口疮吐衄及牙宣。

【组　　成】生地黄、当归身、牡丹皮、升麻各 6g,黄
连 9g。

【趣味记忆】生母当黄妈。

【对　　照】生牡当黄麻。

【证治方解】

黄　连—苦寒,折胃热—君

升　麻-辛甘微寒,清
热解毒,轻清
升散透发,可
宣达郁遏之
伏火,火郁发
之与黄连配
伍,则泻火而
无炎遏之弊,
散火而无升
焰之虞 ————臣

牡丹皮—凉血清热
生地黄—凉血滋阴

当　归—养血和血
合生地黄滋
阴养血,合牡
丹皮消肿止痛 ————佐

升　麻—引药入经 ——使

胃火牙痛

牙痛牵引头痛
面颊发热,其
喜冷恶热或唇
舌颊腮肿痛

口气热臭—胃热上冲

或牙龈红肿

溃烂

或牙宣出血

舌红苔黄
口干舌燥
脉滑数

胃中积热
火气循足齿
阳明经上攻

胃为多血多气
之腑,胃热每
致血分热,血
络受伤

胃中积热
津伤之候

胃有积热
循经上攻

清胃
凉血

附方比较表：

方名	相同点	不同点		
		组成	功用	主治
清胃散	两方均有清胃热之功	生地黄、当归、牡丹皮、黄连	清胃凉血，兼以升散解毒	主治胃热牙痛或牙宣出血，颊腮肿痛者
泻黄散		藿香叶、山栀仁、石膏、甘草、防风	泻脾胃伏火，清散并用，兼顾脾胃	主治脾胃伏火证：脾热弄舌，口疮口臭，烦渴易饥等症

玉女煎(《景岳全书》)

【方　　歌】玉女煎中地膝兼,石膏知母麦冬全。
　　　　　　阴虚胃火牙疼效,去膝地生温热痉。

【组　　成】石膏9~15g,熟地黄9~30g,麦冬6g,知
　　　　　　母、牛膝各5g。

【趣味记忆】石母卖熟牛。

【对　　照】石母麦熟牛。

【证治方解】

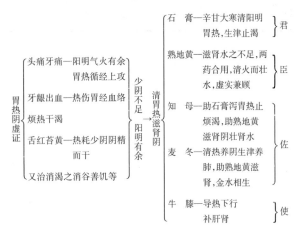

附方比较表:

方名	相同点	不同点
玉女煎	①均能清胃热 ②同治胃火牙痛	清胃火滋肾阴,石膏配伍熟地、知母、麦冬等滋阴之品,属清润之剂。功用清胃滋肾,主治胃火旺肾水不足之牙痛及牙宣等症
清胃散		重在清胃火,黄连配伍升麻意在升散解毒,兼有生地黄、牡丹皮等凉血散瘀之品,功用清胃凉血。主治胃火炽盛之牙痛及牙宣等症

芍药汤(《素问病机气宜保命集》)

【方　　歌】芍药汤中用大黄,芩连归桂槟草香。

　　　　　　清热燥湿调气血,里急腹痛自安康。

【组　　成】芍药 30g,当归、黄连各 15g,槟榔、木

　　　　　　香、炙甘草、大黄各 6g,黄芩 9g,官桂

　　　　　　5g。

【趣味记忆】草官要秦香莲当大兵。

【对　　照】草官药芩香连当大槟。

【证治方解】

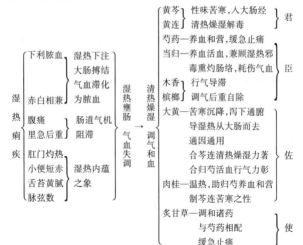

附方比较表：

方名	相同点	不同点	
		组成	功用及主治
芍药汤		芍药、当归、黄连、槟榔、木香、甘草、大黄、黄芩、官桂	清热燥湿之力颇强，且能行气调血。多用治湿热痢疾，泻下赤白，腹痛里急，肛门灼热者
黄芩汤	①均有清热燥湿之功②均可治热痢	上方去当归、黄连、槟榔、木香、大黄、官桂，加大枣	清热燥湿功效较逊。多用治湿热泄泻，大便不畅，口苦兼身热之证
香连丸		黄连、木香	清热燥湿之力轻，但兼可行气止痛，适用于热痢之轻证

白头翁汤(《伤寒论》)

【方　　歌】白头翁汤治热痢,黄连黄柏与秦皮。
　　　　　　味苦性寒能凉血,解毒坚阴攻效奇。
【组　　成】白头翁 15g,黄柏、黄连、秦皮各 9g。
【趣味记忆】秦莲拜拜。
【对　　照】秦连柏白。
【证治方解】

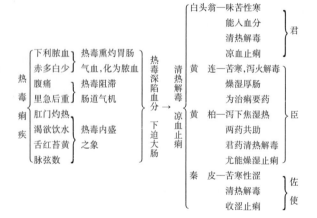

附方比较表：

方名	相同点	不同点		
		组成	功用	主治
芍药汤	①均有清热解毒止痢之功 ②均治痢疾。症见下痢脓血，肛门灼热，腹痛里急后重	治以调和气血为主配以清热解毒，并取通因通用之法，使"行血则便脓自愈，调气则后重自除"	调和气血	治湿热疫毒蓄积肠中，与气血相搏，气滞血瘀化为脓血者。症见下痢白多赤少，小便短赤，苔黄腻
白头翁汤		清热解毒，与凉血止痢并用兼以燥湿，收涩止痢	凉血止痢	治热毒壅结大肠深陷血分，血为热邪所蒸腐化为脓血。症见下痢赤多白少，口渴苔黄脉弦数

第六节　清虚热剂

青蒿鳖甲汤(《温病条辨》)

【方　　歌】青蒿鳖甲知地丹,阴分伏热此方攀。

夜热早凉无汗者,从里达表服之安。

【组　　成】青蒿 6g,鳖甲 15g,细生地黄 12g,知母 6g,牡丹皮 9g。

【趣味记忆】母鳖好生蛋。

【对　　照】母鳖蒿生丹。

【证治方解】

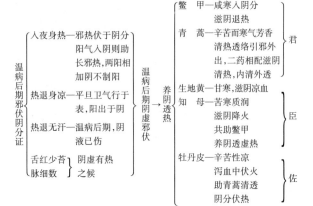

清骨散(《证治准绳》)

【方　　歌】清骨散用银柴胡,胡连秦艽鳖甲符。
　　　　　　地骨青蒿知母草,骨蒸劳热保无虞。

【组　　成】银柴胡 5g,胡黄连、秦艽、鳖甲、地骨皮、
　　　　　　青蒿、知母各 3g,甘草 2g。

【趣味记忆】亲家母拆骨炒黄芹。

【对　　照】秦甲母柴骨草黄青。

【证治方解】

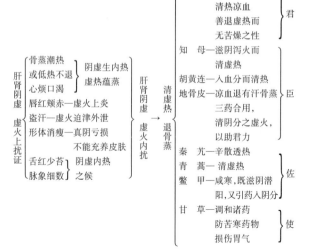

附方比较表：

方名	相同点	不同点		
		组成	功用	主治
秦艽鳖甲散	①均有青蒿、鳖甲、知母 ②均能滋阴退虚热 ③均治虚热证	地骨皮、秦艽、柴胡、当归、乌梅	滋阴养血，清热除蒸，兼驱风和解	风邪传里伤阴，阴虚内热证。症见骨蒸盗汗，潮热颊赤，肌肉消瘦，困倦，咳嗽
清骨散		地骨皮、秦艽、银柴胡、胡黄连、甘草	清兼虚热为主，以滋阴透热	阴虚有火，真阴渐耗之证。症见骨蒸盗汗，潮热，肢蒸心烦，噎干
青蒿鳖甲汤		生地黄、牡丹皮	滋阴与透热并重	热病后期，邪热伤阴，邪伏阴分。症见夜热早凉热退无汗

当归六黄汤(《兰室秘藏》)

【方　　歌】当归六黄二地黄,芩连柏芪共煎尝。
　　　　　　滋阴泻火兼顾表,阴虚火旺盗汗良。

【组　　成】当归、生地黄、黄柏、黄连、黄芩、熟地黄
　　　　　　各 6g, 黄芪 12g。

【趣味记忆】弟弟骑白龟练琴。

【对　　照】地地芪柏归连芩。

【证治方解】

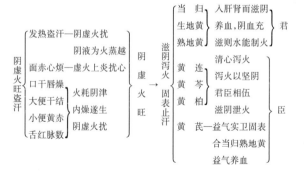

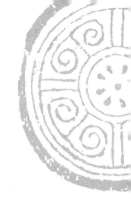

第五章　祛暑剂

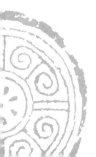

第一节　祛暑解表剂

香薷散(《太平惠民和剂局方》)

【方　　歌】三物香薷豆朴先,散寒化湿功效兼。

　　　　　　若益银翘豆易花,新加香薷祛暑煎。

【组　　成】香薷 10g,白扁豆微炒、厚朴姜制各 5g。

【趣味记忆】香薷逗猴。

【对　　照】香薷豆厚。

【证治方解】

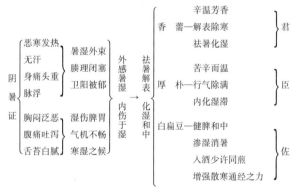

附方比较表：

方名	相同点	不同点		
		组成	功用	主治
香薷散		配以白扁豆健脾和中	祛湿解表，化湿和中	夏季感寒夹湿、寒湿较重之证。症如上
新加香薷饮	均有辛温之香薷、厚朴解表散寒，化湿和中	配以金银花、扁豆花、连翘诸辛凉轻轻之品	祛暑解表，清热化湿	夏季感寒，暑湿内蕴，寒轻热重之证。症见发热疼痛、恶寒无汗、口渴面赤、胸闷不舒、舌苔白腻、脉浮数

第二节 祛暑利湿剂

六一散（益元散）(《黄帝素问宣明论方》)

【方 歌】六一滑石同甘草,解肌行水兼清燥。
统治表里及三焦,热渴暑烦泻痢保。
益元碧玉与鸡苏,砂黛薄荷加之好。

【组 成】滑石 18g,生甘草 3g。

【趣味记忆】六一滑草。

【对 照】六一滑草。

【证治方解】

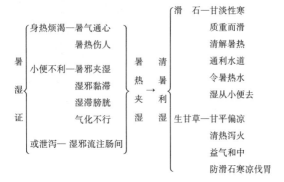

附方比较表:

方名	相同点	不同点		
		组成	功用	主治
六一散	①均有滑石、甘草 ②均能祛暑利湿 ③均治暑湿为患	滑石、甘草	祛暑利湿	感受暑湿。症见身热烦渴,小便不利或泄泻
益元散		加辰砂、灯芯	清心祛暑安神	暑湿,兼见心悸,怔忡,失眠多梦
碧玉散		加青黛	祛暑清热	暑湿,兼见肝胆郁热
鸡苏散		加薄荷	疏风祛暑	暑湿,兼见微恶风寒,头痛头胀,咳嗽不爽

桂苓甘露散(《黄帝素问宣明论方》)

【方　　歌】桂苓甘露猪苓膏,术泽寒水滑石草。

祛暑清热又利湿,发热烦渴吐泻消。

【组　　成】茯苓 3g,甘草 6g,白术 1.5g,泽泻 3g,肉
桂 1.5g,石膏 6g,寒水石 6g,滑石 12g,
猪苓 1.5g。

【趣味记忆】玲玲卸猪肉炒三石。

【对　　照】苓苓泻术肉,草三石。

【证治方解】

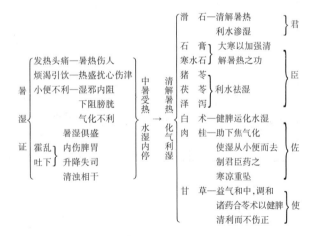

第三节 祛暑益气剂

清暑益气汤(《温热经纬》)

【方　　歌】清暑益气洋参瓜,养阴生津斛麦加。
荷梗竹连知米草,暑伤气津治相恰。

【组　　成】西洋参 5g,石斛 15g,麦冬 9g,黄连 3g,
淡竹叶 6g,荷梗 15g,知母 6g,甘草 3g,
粳米 15g,西瓜翠衣 30g。

【趣味记忆】西湖荷叶翠,草黄知更冬。

【对　　照】西斛荷叶翠,草黄知梗冬。

【证治方解】

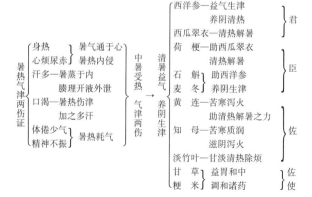

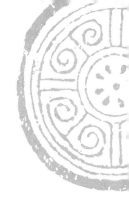

第六章　温里剂

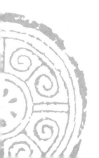

第一节　温中祛寒剂

理中丸(《伤寒论》)

【方　　歌】理中汤主理中乡，甘草人参术黑姜。
　　　　　　呕利腹痛阴寒盛，或加附子总回阳。

【组　　成】人参、干姜、炙甘草、白术各 9g。

【趣味记忆】人参炒白干。

【对　　照】人参草白干。

【证治方解】

脾胃虚寒证
- 脘腹疼痛 喜温欲按 畏寒肢冷 } 脾胃阳虚 寒自内生 寒凝而滞
- 脘腹痞满 不欲饮食 呕吐便溏 } 脾胃虚寒 胃不运化 胃不受纳 升降纳运失职
- 口淡不渴 舌淡苔白润 脉沉细或 沉迟无力 } 虚寒 之象

阳虚失血证
- 便血吐血 衄血崩漏 血色暗淡 质清稀 } 脾胃虚寒 统摄无权

脾阳虚证
- 病后多涎唾—久病伤脾阳 津无所摄
- 胸痹心痛—中阳不足，阴寒 上乘致胸阳不振
- 小儿慢惊—先天不足，后天 脾胃虚寒，生化 无缘，土不荣木
- 霍乱—饮食不节伤脾阳 清浊相干升降失常

温中散寒 脾胃虚寒 补气健脾
- 干　姜—大辛大热 归脾胃经 温中祛寒 扶阳抑阴 } 君
- 人　参—甘温入脾 益气健脾 补虚助阳 培补后天之本 气旺而阳亦复 } 臣
- 白　术—甘苦温燥 健脾补虚以助阳 燥湿运脾助生化 } 佐
- 炙甘草—补脾益气 缓急止痛 调和诸药 } 使

附方比较表:

方名	相同点	不同点
理中丸	①均治中焦脾胃虚寒 ②均含人参、白术、干姜、炙甘草	为治疗中焦脾胃虚寒的基础方
附子理中丸		理中丸加大辛大热的附子,温中散寒力更强,且能温肾。适用于脾胃虚寒之重症或脾肾虚寒者
桂枝人参汤		人参汤加桂枝,温阳健脾,兼解表寒,表里同治。适用于脾胃虚寒而兼见风寒表证者

小建中汤(《伤寒论》)

【方　　歌】小建中汤芍药多,桂姜甘草大枣和。
　　　　　　更加饴糖补中脏,虚劳腹冷服之痊。

【组　　成】芍药 18g,桂枝 9g,炙甘草 6g,生姜 9g,
　　　　　　大枣 4 枚,饴糖 30g。

【趣味记忆】桂芝要用饴糖炒姜枣。

【对　　照】桂枝药—饴糖草姜枣。

【证治方解】

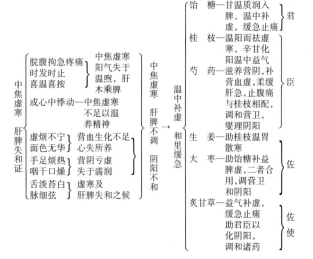

附方比较表：

方名	相同点	不同点		
		组成	功用	主治
小建中汤	①均有温中补虚之功 ②上三方均含小建中汤，兼有柔肝理脾之功	桂枝、炙甘草、芍药、生姜、大枣、饴糖	温中补虚、和里缓急	中焦虚寒、肝脾失调、阴阳不和证。症见脘腹拘急，疼痛时发时止，喜温喜按等
黄芪建中汤		上方加黄芪	温中补气、和里缓急、补气之功著	阴阳气血俱虚证。症见里急腹痛，喜温喜按，形体羸瘦，面色无华，心悸气短，自汗盗汗等
当归建中汤		上方加当归	温补气血，缓急止痛，养血之能旺	产后虚羸不足。症见腹中痛，不吸吸少气，或少腹拘急挛痛引腰背，不能饮食者
大建中汤		纯用蜀椒干姜等辛甘之品	温中补虚、降逆止痛、补虚、散寒力峻	中阳虚衰，阴寒内盛。症见脘腹疼痛，心胸中大寒痛，呕不能食，腹中寒，上下痛不可近，甚至肢厥脉伏者

吴茱萸汤(《伤寒论》)

【方　　歌】吴茱萸汤人参枣,重用生姜温胃好。
　　　　　　阳明寒呕少阴利,厥阴头痛皆能保。

【组　　成】吴茱萸、人参各9g,大枣4枚,生姜18g。

【趣味记忆】吴玉找姜大人。

【对　　照】吴萸枣姜大人。

【证治方解】

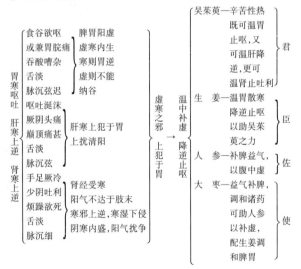

大建中汤(《金匮要略》)

【方　　歌】大建中汤建中阳,蜀椒干姜参饴糖。
　　　　　　寒疝冲起有头足,降逆止痛用此方。

【组　　成】蜀椒、人参各 6g,干姜 12g,饴糖 30g。

【趣味记忆】大建中人焦糖浆。

【对　　照】大建中人椒糖姜。

【证治方解】

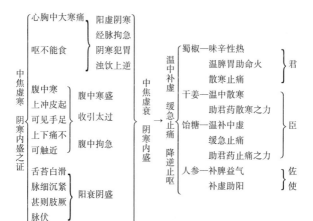

第二节　回阳救逆剂

四逆汤（《伤寒论》）

【方　　歌】四逆汤中姜附草,三阴厥逆太阳沉。
　　　　　　或益姜葱参芍桔,通阳复脉力能任。

【组　　成】附子15g,干姜、炙甘草各6g。

【趣味记忆】干姜父子。

【对　　照】甘姜附子。

【证治方解】

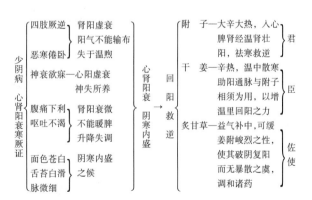

附方比较表：

方名	相同点	不同点		
		组成	功用	主治
四逆加人参汤	①均有附子、干姜②均能回阳救逆③均治少阴寒厥下利，恶寒，脉微	加甘草、人参	益气固脱	少阴病，四逆证仍在，因阴血大伤、下利止而余证仍在者
白通汤		加葱白	通阳破阴	少阴病，阴寒盛于下焦戴阳证
通脉四逆汤		加甘草并加大附子、干姜用量	回阳通脉	少阴病，里寒外热，阴盛格阳证，手足厥逆，脉微欲绝，身反不恶寒，其人面赤或利止、脉不出
参附汤		附子、人参	益气回阳固脱	阳气暴脱，手足厥冷、头晕气短，汗出脉微者

回阳救急汤（《伤寒六书》）

【方　　歌】回阳救急用六君,桂附干姜五味群。
　　　　　　加麝三厘或胆汁,三阴寒厥见奇勋。

【组　　成】熟附子、白术、茯苓、制半夏各9g,肉桂、
　　　　　　五味子各3g,干姜、人参、炙甘草、陈皮
　　　　　　各6g,生姜3片,麝香0.1g。

【趣味记忆】陈夫人下令炒五香酱猪肉。

【对　　照】陈附人夏苓草五香姜术肉。

【证治方解】

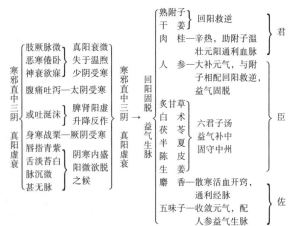

第三节　温经散寒剂

当归四逆汤（《伤寒论》）

【方　　歌】当归四逆桂枝芍，细辛甘草木通着。
　　　　　　再加大枣治阴厥，脉细阳虚由血弱。
　　　　　　内有久寒加姜茱，发表温中通经脉。
　　　　　　不用附子及干姜，助阳过剂阴反灼。

【组　　成】当归、桂枝、芍药各 9g，细辛 3g，通草、
　　　　　　炙甘草各 6g，大枣 8 枚。

【趣味记忆】当龟要找通心草。

【对　　照】当桂药枣通辛草。

【证治方解】

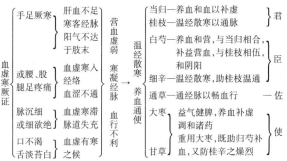

附方比较表：

方名	相同点	不同点		
		组成	功用	主治
四逆汤		附子、干姜	回阳救逆	邪在少阴、阳气衰微、阴寒内盛所致四肢厥逆。兼见吐利，腹痛神疲欲寐，脉沉细微弱
四逆散	①均有甘草 ②均能治厥逆证	柴胡、芍药、枳实	透邪解郁 疏肝理脾	邪气内传，阳郁不伸，所致四逆。兼见腹中痛泄利下重，或咳或悸，肝脾不和证
当归四逆汤		当归、芍药、桂枝、细辛、通草、大枣	温经散寒 养血通脉	邪在厥阴、血虚阳虚、寒邪内客所致手足厥寒，多伴舌淡、苔白脉细欲绝或沉细

黄芪桂枝五物汤(《金匮要略》)

【方　　歌】黄芪桂枝五物汤，芍药大枣与生姜。
　　　　　　益气温经和营卫，血痹风痹功效良。

【组　　成】黄芪 9g，桂枝 9g，芍药 9g，生姜 18g，大
　　　　　　枣 4 枚。

【趣味记忆】奇龟要找姜。

【对　　照】芪桂药枣姜。

【证治方解】

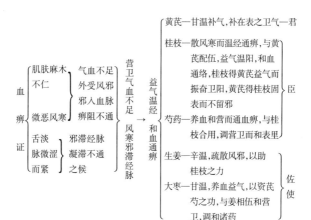

暖肝煎(《景岳全书》)

【方　　歌】暖肝煎中杞茯归,茴沉乌药姜肉桂。

　　　　　　下焦虚寒疝气痛,温补肝肾此方推。

【组　　成】当归6~9g,枸杞子9g,茯苓、小茴香、乌

　　　　　　药各6g,肉桂3~6g,沉香3g,生姜3~5

　　　　　　片。

【趣味记忆】暖肝煎用小茴香,香狗肉无铃铛。

【对　　照】暖肝煎用小茴香,香枸肉乌苓当。

【证治方解】

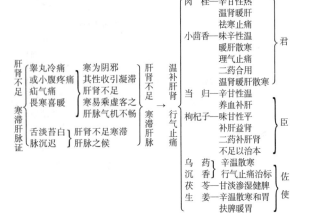

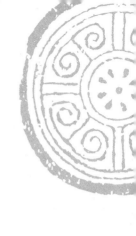

第七章　表里双解剂

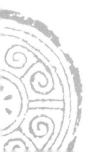

第一节　解表清里剂

葛根黄芩黄连汤(《伤寒论》)

【方　　歌】葛根黄芩黄连汤,甘草四般治二阳。
　　　　　　解表清里兼和胃,喘汗自利保平康。

【组　　成】葛根 15g,炙甘草 6g,黄芩 9g,黄连 9g。

【证治方解】

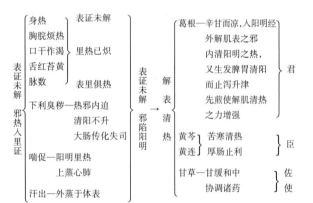

第二节 解表温里剂

五积散(《太平惠民和剂局方》)

【方　　歌】五积散治五般积，麻黄苍芷归芍芎。
枳桔桂姜甘茯朴，陈皮半夏加姜葱。
除桂枳陈余略炒，熟料尤增温散功。
温中解表祛寒湿，散痞调经用各充。

【组　　成】白芷、芍药、当归、川芎、甘草、茯苓、肉桂、半夏各5g，枳壳、陈皮各9g，苍术、桔梗各15g，干姜、厚朴、麻黄各6g。

【趣味记忆】俏姐当皇后，令下臣烧白熊肉、酱猪肝。

【对　　照】壳桔当黄厚，苓夏陈芍白芎肉、姜术甘。

【证治方解】

外感风寒内伤生冷证 ——
- 身热无汗、头痛身疼、项背拘急（外感风寒，邪郁肌表，腠理闭塞）→ 外感风寒
- 胸满恶食、呕吐腹痛、腹肋胀痛、妇女气血不和、月经不调（脾胃阳气受损，运化失常，痰阻气滞，气血不和）→ 内伤生冷、痰阻气滞

→ 发表温里、顺气化痰、活血消积

苍术、厚朴	燥湿健脾	君
陈皮、半夏、茯苓	行气燥湿，化痰，消痰积	
麻黄、白芷—发汗解表，散寒；干姜、肉桂—温里祛寒		臣
当归、川芎、芍药	活血化瘀，止痛	
桔梗	升降气机，与厚朴枳壳相伍，行气积，助化痰除湿	佐
枳壳		
炙甘草—和中健脾，调和诸药		使

第三节　解表攻里剂

大柴胡汤（《金匮要略》）

【方　　歌】大柴胡汤用大黄，枳实芩夏白芍将。
　　　　　　煎加姜枣表兼里，妙法内攻并外攘。
　　　　　　柴胡芒硝义亦尔，仍有桂枝大黄汤。

【组　　成】柴胡24g，黄芩、芍药、半夏、枳实各9g，
　　　　　　生姜15g，大黄6g，大枣4枚。

【趣味记忆】秦皇只要半壶枣酱。

【对　　照】芩黄枳药半胡枣姜。

【证治方解】

附方比较表：

方名	相同点	不同点		
		组成	功用	主治
小柴胡汤	①两方均有柴胡、黄芩、半夏、生姜、大枣 ②均能和解少阳 ③均治邪在少阳,而症见往来寒热,胸胁苦满,呕烦脉弦	人参、甘草	和解少阳	邪在少阳经,伴口苦咽干,目眩,默默不饮食,心烦喜呕者
大柴胡汤		大黄、枳实、芍药	兼能内泻热结	邪在少阳未解,阳明化热成实,伴有心下痞硬或心下满痛,大便不解或协热下利,苔黄,呕不止等症状

防风通圣散(《黄帝素问宣明论方》)

【方　　歌】防风通圣大黄硝,荆芥麻黄栀芍翘。
　　　　　　甘桔芎归膏滑石,薄荷芩术力偏饶。
　　　　　　表里交攻阳热盛,外科疡毒总能消。

【组　　成】防风、川芎、当归、芍药、大黄、薄荷叶、
　　　　　　麻黄、连翘、芒硝各 6g,石膏、黄芩、桔
　　　　　　梗各 12g,滑石 20g,甘草 10g,荆芥、白
　　　　　　术、栀子各 3g,生姜 3 片。

【趣味记忆】小华说:江姐当住大石桥,借河山擒疯
　　　　　　熊马。

【对　　照】硝滑芍,姜桔当术大石翘,芥荷山芩风
　　　　　　芎麻。

【证治方解】

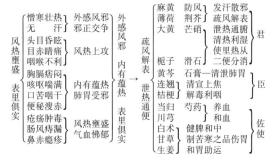

疏凿饮子(《济生方》)

【方　　歌】疏凿槟榔及商陆,苓皮大腹同椒目。

赤豆羌芄泻木通,煎加生姜阳水服。

【组　　成】泽泻 12g,赤小豆 15g,商陆 6g,羌活 9g,

大腹皮 15g,椒目 9g,木通 12g,秦芄 9g,

槟榔 9g,茯苓皮 15g,生姜 5 片。

【趣味记忆】陆大夫用木通,泽泻治疗秦货郎目赤。

【对　　照】陆大茯—木通,泽泻—秦活槟目赤。

【证治方解】

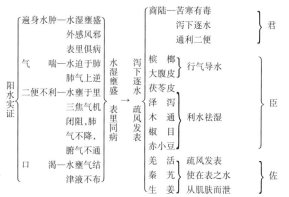

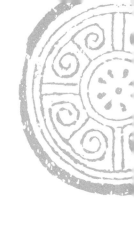

第八章　补益剂

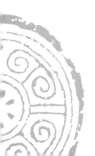

第一节 补气剂

四君子汤(《太平惠民和剂局方》)

【方　　歌】四君子汤中和义,参术茯苓甘草比。

　　　　　　益以夏陈名六君,祛痰补气阳虚饵。

【组　　成】人参、白术、茯苓各9g,炙甘草6g。

【趣味记忆】四君子白草夫人。

【对　　照】四君子白草茯人。

【证治方解】

```
            ┌面色㿠白 ┌脾胃虚弱                ┌人参—甘温,益气健脾养胃    — 君
            │语音低微 │气血生化                │
            │气短乏力 └不足                    │
            │                                  │白术—苦温,燥湿健脾,
            │                                  │        加强益气助运之力    — 臣
 脾胃        │食少便溏—脾失健运  脾  益        │
 气虚        │          胃纳不振  胃→气        │茯苓—甘淡,渗湿健脾         — 佐
 证          │          湿浊内生  气  健        │
            │                  虚  脾        │
            │                                  │甘草—甘温,益气和中,
            └舌淡苔白 ┌中焦脾胃                └        调和诸药          — 使
              脉虚弱  └气虚之象
```

附方比较表：

方名	相同点	不同点		
		组成	功用	主治
异功散	①均含四君子汤 ②均有益气健脾之功 ③均治脾胃气虚继发证	加陈皮	益气健脾,行气化滞	①脾胃气虚兼气滞证,症见饮食减少,大便溏薄。②胸脘痞满不舒或呕吐泄泻等。现用于小儿消化不良属脾虚气滞证
六君子汤		加陈皮、半夏	益气健脾,燥湿化痰	脾胃气虚兼痰湿证,症见食少便溏,胸脘痞闷,呃逆
香砂六君子汤		加陈皮、半夏、木香、砂仁	益气化痰,行气温中	脾胃气虚,痰阻气滞,呕吐痞闷,不思饮食,脘腹胀痛,消瘦倦怠或气虚肿满

参苓白术散（《太平惠民和剂局方》）

【方　　歌】参苓白术扁豆陈,山药甘莲砂薏仁。
　　　　　　桔梗上浮兼保肺,枣汤调服益脾神。

【组　　成】莲子肉、薏苡仁各 9g,砂仁 6g,桔梗、白
　　　　　　扁豆各 12g,白茯苓、人参、白术、山药各
　　　　　　15g,甘草 10g,大枣 3 枚或枣汤调服。

【趣味记忆】莎夫人一早要编百草帘。

【对　　照】砂茯人薏枣药扁白草莲。

【证治方解】

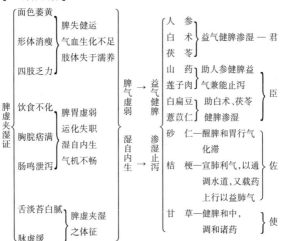

补中益气汤（《脾胃论》）

【方　　歌】补中益气芪术陈,升柴参草当归身。
　　　　　　虚劳内伤功独擅,亦治阳虚外感因。
　　　　　　木香苍术易白术,调中益气畅脾神。

【组　　成】黄芪 18g,炙甘草 9g,人参 6g,当归 3g,
　　　　　　橘皮 6g,柴胡 6g,升麻 6g,白术 9g。

【趣味记忆】麻人赶猪,虎皮当旗。

【对　　照】麻人甘术,胡皮当芪。

【证治方解】

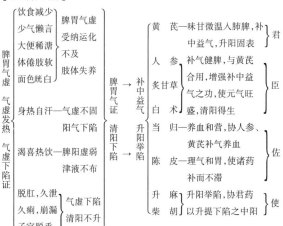

附方比较表：

方名	相同点	不同点		
		组成	功用	主治
四君子汤	①均有人参、白术、甘草 ②均能益气健脾 ③均治脾胃气虚导致的倦怠、无力食少、便溏	茯苓	益气健脾	单纯脾胃气虚证,面色㿠白,倦怠无力,少食、便溏,语音低微,舌淡苔白,脉虚弱
参苓白术散		扁豆、薏苡仁、山药、莲子肉、砂仁、桔梗	益气健脾力强,兼能益肺理气渗湿止泻	脾虚夹湿证,饮食不化,肠鸣泄泻,胸脘痞闷,四肢乏力,形体消瘦,面色萎黄,舌淡苔白腻,脉虚缓
补中益气汤		黄芪、陈皮、当归、升麻、柴胡	补中益气,升阳举陷	脾胃气虚,阳气下陷证。症见①发热自汗,渴喜热饮,饮食减少,体倦肢软,少气懒言,面色㿠白,大便稀溏等。②气虚下陷的脱肛、子宫脱垂、久痢、久泄、崩漏等证

　　注解:脾虚由轻到重,辨证选方。脾主运化,脾主升清。脾气虚,最初见运化失常,倦怠乏力,食少;脾气再虚,升清降浊功能受损,则会伴有泄泻,完谷不化;气属阳,气虚进一步伤阳,升清托举功能受损,出现畏寒怕冷,阳气下陷,由功能性进一步向器质性病变,出现脱肛、子宫脱垂的下垂表现。三张方证比较契合临床中病情由轻到重,疾病由功能性向器质性病发展过程中的辨证选方。

玉屏风散(《究原方》)录自(《医方类聚》)

【方　　歌】玉屏芪术与防风,益气固表止汗灵。
　　　　　　表虚自汗易感冒,虚人腠理不固病。

【组　　成】防风 15g,黄芪、白术各 30g。

【趣味记忆】玉屏风骑白猪。

【对　　照】玉屏风芪白术。

【证治方解】

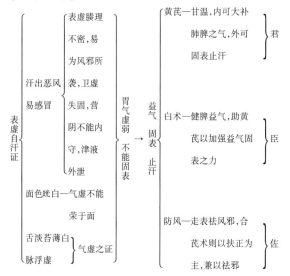

生脉散(《医学启源》)

【方　　歌】生脉散中麦味参,保肺清心治暑淫。
　　　　　　气少汗多兼口渴,病危脉绝急煎斟。

【组　　成】麦冬9g,五味子6g,人参9g。

【趣味记忆】五人脉。

【对　　照】五人麦。

【证治方解】

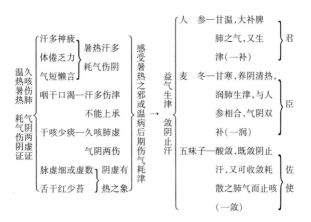

附方比较表：

方名	病因病机	功用	主治
白虎加人参汤	邪热正盛，气津两伤	清热益气生津	汗吐下后，里热炽盛而见四大症。白虎汤证见背微恶寒，或饮不解渴，或脉浮大而芤，以及暑热病见身大热属气阴两伤者
竹叶石膏汤	余热未清，气津两伤	清热生津，益气和胃	伤寒温病，暑病余热未清，气津两伤证。症见身热多汗，心胸烦闷，气逆欲呕，口干喜饮，或虚烦不寐，舌红少苔，脉虚数
清暑益气汤	中暑受热，气津两伤	清暑益气，养阴生津	暑热气津两伤证。症见身热、汗多、口渴、心烦，小便短赤，体倦少气，精神不振，脉虚数

人参蛤蚧散(《博济方》)

【方　　歌】人参蛤蚧作散服，杏苓桑皮草二母。
　　　　　　肺肾气虚蕴痰热，咳喘痰血一并除。

【组　　成】蛤蚧一对(30g)，人参、茯苓、知母、贝
　　　　　　母、桑白皮各6g，甘草15g，大杏仁18g。

【趣味记忆】曹商人令人接二母。

【对　　照】草桑人苓仁蚧二母(知母、贝母)。

【证治方解】

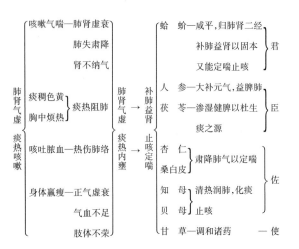

第二节 补血剂

四物汤(《仙授理伤续断秘方》)

【方　　歌】四物当归地芍芎,血家百病此方通。

八珍合入四君子,气血双疗功独崇。

十全大补加芪桂,益气养营力更雄。

【组　　成】白芍药9g,川当归9g,熟地黄12g,川芎6g。

【趣味记忆】少归川地。

【对　　照】芍归川地。

【证治方解】

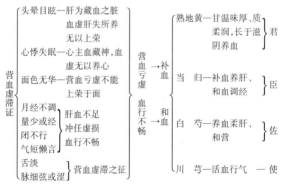

附方比较表：

方名	相同点	不 同 点		
		组成	功用	主治
胶艾汤	①均含四物汤 ②均能调经 ③均治月经不调之证	加阿胶、甘草、艾叶	养血止血，调经安胎	偏重于养血止血。适用于①妇人冲任虚损，崩漏下血，月经过多淋漓不止；②产后或流产损伤冲任，下血不绝，胎漏下血，腹中疼痛。现用于功能性子宫出血、先兆流产、不全流产、产后子宫复旧不全等属冲任虚损证
桃红四物汤		加桃仁、红花	养血止血	偏重于活血化瘀。善治血瘀所致月经不调，妇女月经超前，血多有块，色紫黏稠、腹痛等

注解：两方均可用于治疗月经不调，崩漏下血之症。胶艾汤偏虚寒，寒凝血虚，血不循经之出血，故温补即可止血；桃红四物汤偏血瘀之实，血瘀导致血不循经之出血，旧血不去，新血不生，故化瘀及补血止血。临床应用辨证是关键，不可犯虚虚实实之禁忌。

当归补血汤（《内外伤辨惑论》）

【方　　　歌】当归补血君黄芪,芪归用量五比一。
　　　　　　　补气生血代表剂,血虚发热此方宜。

【组　　　成】黄芪 30g,当归 6g。

【证治方解】

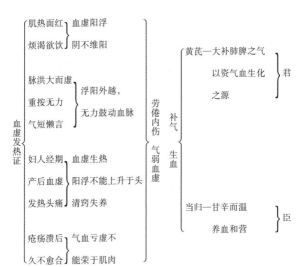

附方比较表：

方名	病因病机	功用	主治
小建中汤	中焦虚寒，肝脾失调，气血不足，阴阳失调	温中补虚，和里缓急	①腹中时痛，喜温欲按，舌淡苔白，脉弦；②或虚劳而心中悸动，面色无华；③或手足烦热，咽干口燥等
补中益气汤	饮食劳倦损伤脾胃，脾胃气虚，清阳下陷	补中益气，升阳举陷	①身热自汗，渴喜热饮，气短乏力，舌淡，脉大无力；②饮食减少，体倦肢软，少气懒言，面色㿠白，大便稀溏，脉大而虚弱；③或脱肛、子宫脱垂、久泻、久痢、崩漏、舌淡、脉虚
当归补血汤	劳倦内伤，气弱血虚，阴不维阳	补气生血	①肌热面红，烦渴欲饮，脉洪大而虚，重按无力；②亦治妇人经期产后血虚发热头痛，或疮疡溃后久不愈合者

注解：三方所致之症均有阴阳失调，气血亏虚的表现。小建中汤以调节中焦阴阳不和为主，阳虚不温，阴液亏虚，临床表现以腹痛、喜温喜按，或可伴有手足烦热，整体表现中焦畏寒，或伴有四肢烦热之阴阳不和之证，以温阳为主。补中益气汤以调节中轴脾脏功能为主，脾气虚是主要病机，脾主运化、升清降浊功能失常所呈现的一系列症状，以补脾益气恢复脾运。当归补血汤以调节气血阴阳为主，气为血帅，血为气母，气虚血不生不运，气血不和，阴阳不相维系，首当其冲先补气，有一分气，便有一分生机，气足血自生，即阳中求阴，方中黄芪用量五倍于当归，但方名取为当归补血汤，意义深远。

归脾汤(《济生方》)

【方　　歌】归脾汤用术参芪,归草茯神远志随。
　　　　　　酸枣木香龙眼肉,煎加姜枣益心脾。
　　　　　　怔忡健忘俱可却,肠风崩漏总能医。

【组　　成】白术、茯神、黄芪、龙眼肉、酸枣仁各
　　　　　　18g,人参、木香各 9g,甘草 6g,当归
　　　　　　3g,远志 3g。

【趣味记忆】四君起早远归龙乡。

【对　　照】四君芪枣远归龙香(四君-人参、茯神、
　　　　　　白术、甘草)。

【证治方解】

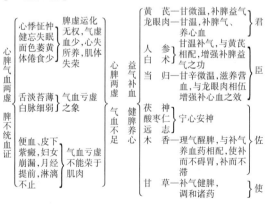

第三节　气血双补剂

八珍汤(《瑞竹堂经验方》)

【方　　歌】四君四物加枣姜,八珍双补气血方。

再加黄芪与肉桂,十全大补效增强。

更加橘味志去芎,养荣补心安神良。

【组　　成】当归、川芎、熟地黄、白芍、人参、甘草、
茯苓、白术各15g。

【趣味记忆】岭川当地人要炒猪。

【对　　照】苓川当地人药草术。

【证治方解】

附方比较表：

方名	相同点	不同点		
		组成	功用	主治
十全大补汤	①均含四君子汤和当归、白芍、熟地黄 ②均能气血双补 ③均治气血两虚证	肉桂、茯苓	温补气血	气血不足，症见饮食减少，久病体虚，脚膝无力，面色萎黄，精神倦怠，以及疮疡不敛，妇女崩漏
人参养荣汤		黄芪、桂心、陈皮、远志、五味子	益气补血，养心安神	积劳虚损，气血不足，四肢沉滞，骨肉酸疼，行动喘咳，小便拘急，腰背强痛，心虚惊悸，咽干唇燥，饮食无味，形体瘦削等

炙甘草汤(《伤寒论》)

【方　　歌】炙甘草汤参姜桂，麦冬生地大麻仁。
　　　　　　大枣阿胶加酒服，虚劳肺痿效如神。

【组　　成】炙甘草 12g，生姜 9g，人参 6g，生地黄 50g，桂枝 9g，阿胶 6g，麦冬 10g，麻仁 10g，大枣 10 枚。

【趣味记忆】姜大人只叫卖麻黄贵。

【对　　照】姜大人炙胶麦麻黄桂。

【证治方解】

阴血不足 阳气虚弱证

虚劳肺痿证：
- 心动悸，脉结代——血虚心脉失养，气虚则鼓动无力
- 虚羸少气，舌光少苔质干瘦——阴虚血少，肌肉四肢失荣
- 咳嗽，咳痰不多——肺气虚，津不上承
- 虚烦不眠——阴虚火上扰
- 自汗盗汗——肺气阴两虚，不能固津
- 大便干结——阴虚肠失濡润
- 脉虚数——气阴两虚之征

阴血不足 阳气虚弱 → 滋阴养血 益气温阳 复脉定悸

- 生地黄——滋阴养血——君
- 炙甘草、人参、大枣——益心气，补脾气以资气血生化之源——臣
- 阿胶、麦冬、麻仁——滋心阴、养心血、充血脉——臣
- 桂枝、干姜——辛温走散，温心阳、通血脉——佐

泰山磐石散(《古今医统大全》)

【方　　歌】泰山磐石八珍全,去茯加芪芩断联。
　　　　　　再益砂仁及糯米,妇人胎动可安痊。

【组　　成】人参 3g,黄芪 3g,白术 1.5g,炙甘草
　　　　　　1.5g,当归 3g,白芍 2g,熟地黄 2g,川续
　　　　　　断 3g,糯米 3g,黄芩 3g,砂仁 1.5g。

【趣味记忆】泰山磐石续黄沙,八珍去苓加黄芪。

【对　　照】泰山磐石续黄砂,八珍去苓加黄芪。

【证治方解】

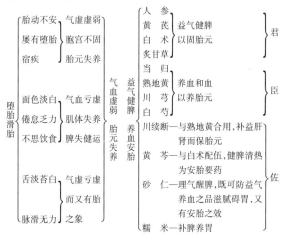

第四节　补阴剂

六味地黄丸(《小儿药证直诀》)

【方　　歌】六味地黄山药萸，泽泻苓丹三泻侣。
　　　　　　三阴并补重滋肾，肾阴不足效可居。

【组　　成】熟地黄 24g，山茱萸、干山药各 12g，泽
　　　　　　泻、牡丹皮、茯苓各 9g。

【趣味记忆】于丹山福泽地。

【对　　照】萸丹山茯泽地。

【证治方解】

```
                           腰为肾之府                                熟地黄—滋阴补肾     ⎫
        腰膝酸软 ⎫         肾主骨生髓                                      填精益髓     ⎬君
        牙齿动摇 ⎬         齿为骨之余                                                  ⎭
        小儿囟门 ⎭         肾阴不足则                    肾           山茱萸—补养肝肾     ⎫
        不合               骨髓不充                      阴                 涩精        ⎬臣
                                                        不    填      山  药—补益脾阴  ⎪
        头晕目眩—脑为髓海                                足    精               固精     ⎭
                  肾阴亏损                                      滋
                  不能生髓充脑                                  阴      泽  泻—利湿泻浊  ⎫
 肾                                                            补              并防熟地  ⎪
 阴     耳鸣耳聋—肾开窍于耳                                     肾              黄之滋腻  ⎪
 精               肾阴不足精不上承                     虚                                ⎪
 不                                                   火      牡丹皮—清泄相火           ⎬佐
 足     遗精—肾者封藏之本，肾阴虚             阴       上              并治山萸           ⎪
 证          虚热内生，相火内扰精室           虚       炎              肉之温涩           ⎪
                                            火                                         ⎪
        骨蒸潮热 ⎫                            上      茯  苓—淡渗脾湿                    ⎭
        手足心热 ⎪                            炎              并助山药
        舌燥咽痛 ⎬ 阴虚生内热                                 之健运
        消渴盗汗 ⎪ 虚火上炎
        舌红少苔 ⎪
        脉细数   ⎭
```

附方比较表：

方名	相同点	不同点		
		组成	功用	主治
知柏地黄丸	①均含六味地黄丸 ②均有滋阴补肾之功用 ③均治阴虚所致诸证	知母、黄柏	滋阴降火	肝肾阴虚，虚火上炎证。症见：头目昏眩，耳鸣耳聋，虚火牙痛，五心烦热，腰膝酸痛，血淋尿痛，遗精梦泄，骨蒸潮热，盗汗颧红，咽干口燥，舌质红，脉细数
杞菊地黄丸		枸杞子、菊花	滋肾养肝明目	肝肾阴虚证。症见：两目昏花，视物模糊，或眼睛干涩，迎风流泪等
都气丸		五味子	滋肾纳气	肺肾两虚证。症见：咳嗽气喘，呃逆滑精，腰痛
麦味地黄丸		麦冬、五味子	滋补肺肾	肺肾阴虚证。症见：虚烦劳热，咳嗽吐血，潮热盗汗

左归丸(《景岳全书》)

【方　　歌】左归丸内山药地,萸肉枸杞与牛膝。

菟丝龟鹿二胶合,壮水之主方第一。

【组　　成】怀熟地黄 24g,山药 12g,枸杞子 12g,山

茱萸 12g,川牛膝 9g,菟丝子 12g,鹿角

胶 12g,龟板胶 12g。

【趣味记忆】鹿牛狗兔雨地归山。

【对　　照】鹿牛枸菟萸地龟山。

【证治方解】

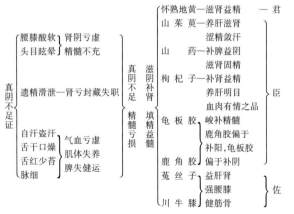

附方比较表：

方名	相同点	不 同 点		
		组成	功用	主治
左归丸	①均有熟地黄：滋肾阴，填精髓；山茱萸：益肝肾涩精、敛汗；山药：益脾气、滋肾阴 ②以滋肝肾之阴为主 ③治肝肾不足，腰膝酸软，头目眩晕，遗精盗汗，咽干等症	枸杞子—益精明目 鹿角胶—补阳 龟板胶—滋阴填精补髓 菟丝子、川牛膝—补肝肾、强筋骨，壮腰膝	纯补无泻，滋阴补肾之力更强	真阴不足、精髓内亏纯虚之证，阴虚较甚者，兼见自汗滑泄，舌光少苔者
六味地黄丸		泽泻—泻肾降浊 牡丹皮—泻肝火 茯苓—渗脾阴	三补三泻，可泄火湿浊之有余	肝肾阴虚，虚火上炎之证，兼见骨蒸，潮热，手足心热，消渴，舌红少苔

大补阴丸（《丹溪心法》）

【方　　歌】大补阴丸知柏黄，龟板脊髓蜜丸方。
　　　　　　咳嗽咯血骨蒸热，阴虚火旺制亢阳。

【组　　成】黄柏、知母各12g，熟地黄、龟板各18g。

【趣味记忆】百亩地板。

【对　　照】柏母地板。

【证治方解】

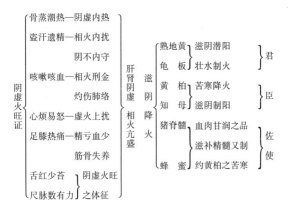

一贯煎（《续名医类案》）

【方　　歌】一贯煎中生地黄，沙参归杞麦冬藏。

　　　　　　少佐川楝泄肝气，阴虚胁痛此方良。

【组　　成】北沙参、麦冬、当归身各 9g，生地黄 18g，

　　　　　　枸杞子 9g，川楝子 6g。

【趣味记忆】鬼岭地冬起沙。

【对　　照】归铃地冬杞沙。

【证治方解】

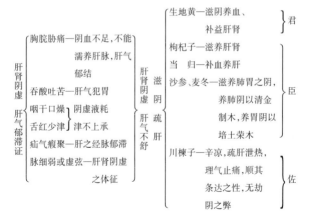

附方比较表：

方名	相同点	不 同 点			
		组成	病因病机	功用	主治
逍遥散	①均含当归 ②均能疏肝理气 ③均治肝郁不舒之胁痛	甘草、茯苓、芍药、白术、柴胡、生姜、薄荷	情志所伤，肝郁血虚脾弱	疏肝解郁，养血健脾	肝郁血虚脾弱证。症见两胁作痛，头痛目眩，口燥咽干，神疲食少或往来寒热，或月经不调，乳房胀痛，脉弦而虚者
一贯煎		北沙参、麦冬、生地黄、枸杞子、川楝子	肝肾阴亏，肝气不舒，气滞而郁	滋阴疏肝	肝肾阴虚，肝气不舒证。症见胸脘胁痛，吞酸吐苦，咽干口燥，舌红少津，脉虚弦或细弱，亦治疝气瘕聚

益胃汤（《温病条辨》）

【方　　歌】益胃汤能养胃阴,冰糖玉竹与沙参。
　　　　　　麦冬生地同煎服,甘凉滋润生胃津。

【组　　成】沙参 9g,麦冬 15g,冰糖 3g,细生地黄
　　　　　　15g,玉竹 4.5g。

【趣味记忆】玉帝卖砂糖。

【对　　照】玉地麦沙糖。

【证治方解】

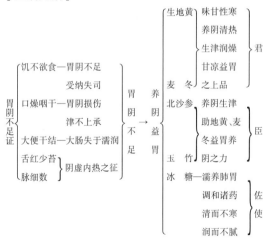

第五节　补阳剂

肾气丸(《金匮要略》)

【方　　歌】补肾助阳肾气丸,熟地山药萸苓丹。
　　　　　　附桂加入生命火,肾阳不足可煎服。

【组　　成】干地黄24g,山药、山茱萸各12g,泽泻、
　　　　　　茯苓、牡丹皮各9g,桂枝、附子各3g。

【趣味记忆】地八山山四,丹岭泽泻三,桂附一。

【对　　照】地(八)山山(四),丹苓泽泻(三),桂附
　　　　　　(一)。

【证治方解】

附方比较表：

方名	相同点	不 同 点		
		组成	功用	主治
加味肾气丸	①均含肾气丸 ②均有温补肾阳之功 ③均治肾阳虚之证	加牛膝、车前子	温助肾阳，利水消肿	肾阳虚水肿。症见腰重脚肿，小便不利
十补丸		加鹿茸、五味子	补肾阳，益精血	肾阳虚损，精血不足证。症见面色黧黑，足冷足肿，耳鸣耳聋，肢体羸瘦，足膝软弱，小便不利，腰脊疼痛，或阳痿，遗精，舌淡苔白，脉沉迟尺弱

右归丸（《景岳全书》）

【方　　歌】右归丸中地附桂,山药茱萸菟丝归。
　　　　　　杜仲鹿胶枸杞子,益火之源此方魁。

【组　　成】熟地黄 24g,山药 12g,山茱萸 9g,枸杞
　　　　　　子 12g,菟丝子 12g,鹿角胶 12g,杜仲
　　　　　　12g,肉桂 6g,当归 9g,制附子 6g。

【趣味记忆】鹿狗兔雨天归山地,腹中肉。

【对　　照】鹿枸菟萸归山地,附仲肉。

【证治方解】

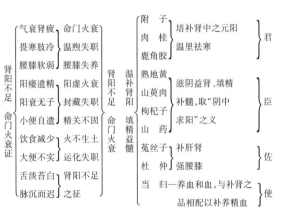

附方比较表:

方名	相同点	不同点		
		组成	功用	主治
右归丸	①均有地黄、山茱萸、山药滋补肾阴,附子温壮肾阳 ②均有温补肾阳之功 ③均治肾阳不足所致畏寒肢冷,阳痿遗精,小便自遗或腰膝酸软者	杜仲、枸杞子、当归、鹿角胶、菟丝子、肉桂	温补肾阳,填精补血,但补阳药量大且纯补无泻	元阳不足,命门火衰,阴虚较甚者,同时当见有气衰神疲或阳衰无子或完谷不化
肾气丸		桂枝、泽泻、牡丹皮、茯苓	温补肾阳,但补阳药量少且补中有泻	肾阳不足不能温煦,及不能化气行水者。多兼见小便不利,以及脚气转胞,痰饮,消渴等证

第六节　阴阳双补剂

地黄饮子(《黄帝素问宣明论方》)

【方　　歌】地黄饮子山茱斛,麦味菖蒲远志茯。

苁蓉桂附巴戟天,少入薄荷姜枣服。

喑厥风痱能治之,虚阳归肾阴精足。

【组　　成】熟干地黄 18g,巴戟天、山茱萸、石斛、肉苁蓉各 9g,附子、五味子、肉桂、白茯苓、麦冬、石菖蒲、远志各 6g。

【趣味记忆】于贵妇冬天远赴蓉地为尝石斛。

【对　　照】萸桂附冬天远茯蓉地味菖石斛。

【证治方解】

```
              ┌ 熟地黄 ┐ 滋补肾阴
              │ 山茱萸 ┘ 填补肾精    ┐ 君
              │ 肉苁蓉 ┐ 温养肾阳    ┘
        滋肾阴 │ 巴戟天 ┘
        补肾阳 │ 附  子 — 辛热以助
              │        温养下元
              │        摄纳浮阳
              │        引火归元      ┐
              │ 肉  桂 ┘             │ 臣
              │ 石  斛 ┐ 滋阴敛液    │
              │ 麦  冬 ┘ 壮水以济火   ┘
              │ 五味子
        开窍   │ 石菖蒲 ┐ 开窍化痰
        化痰   │ 远  志 ┘ 交通心肾    ┐ 佐
              │ 白茯苓               ┘
              │ 薄  荷 — 疏郁而轻
              │          清上行
              └ 姜  枣 — 和中调药 — 使
```

喑痱证
├ 舌强不能言—足少阴肾脉夹舌本,肾虚则精气不能上承,加之痰浊上泛,阻塞窍道
├ 足废不能用—肾主骨,下元虚衰,筋骨失养
├ 口干不欲饮—虚阳上浮,灼津于口,未伤及阴
├ 足冷面赤—虚阳上浮,下元虚衰
└ 脉沉细弱—阴阳两虚之脉象

下痰浊上泛
元虚上衰

虚阳塞窍道
阳塞上浮

龟鹿二仙胶(《医便》)

【方　　歌】医便龟鹿二仙胶,人参枸杞熬成膏。
　　　　　　滋阴益肾填精髓,精极用此疗效高。

【组　　成】鹿角胶 5000g,龟板胶 2500g,人参 450g,
　　　　　　枸杞子 900g。

【趣味记忆】仙人骑鹿归。

【对　　照】仙人杞鹿龟。

【证治方解】

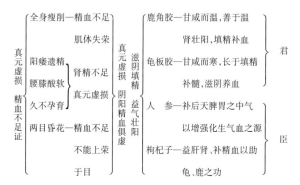

七宝美髯丹(《本草纲目》引《积善堂方》)

【方　　歌】七宝美髯何首乌,菟丝牛膝茯苓俱。

骨脂枸杞当归合,专益肾肝精血虚。

【组　　成】赤何首乌 500g,白何首乌 500g,赤茯苓 500g,白茯苓 500g,牛膝 250g,当归 250g,枸杞子 250g,菟丝子 250g,补骨脂 120g。

【趣味记忆】喝令兔狗牛不归。

【对　　照】何苓菟枸牛补归。

【证治方解】

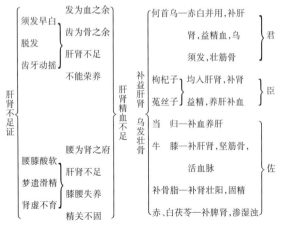

补天大造丸 (《医学心悟》)

【方　　歌】补天大造治虚劳,参芪术归枣白芍。
　　　　　　龟鹿用胶河车远,枸杞熟地苓山药。

【组　　成】人参 60g、黄芪、白术各 90g,当归、酸枣
　　　　　　仁、远志、甘草、白芍、山药、茯苓各 45g,
　　　　　　枸杞子、大熟地黄各 120g,紫河车 1 个,
　　　　　　鹿角胶 500g,龟板胶 240g。

【趣味记忆】黄河远交白云山,当地仁人叫白起。

【对　　照】黄河远胶白云山,当地仁人胶白杞。

【证治方解】

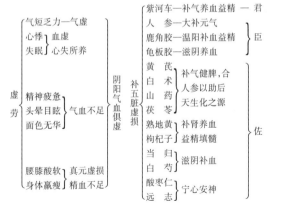

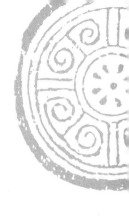

第九章　固涩剂

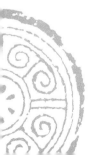

第一节 固表止汗剂

牡蛎散(《太平惠民和剂局方》)

【方　　歌】阳虚自汗牡蛎散，黄芪浮麦麻黄根。

扑法芎藁牡蛎粉，或将龙骨牡蛎扪。

【组　　成】生黄芪、麻黄根、牡蛎各15g，浮小麦15g。

【趣味记忆】黄母卖马。

【对　　照】黄母麦麻。

【证治方解】

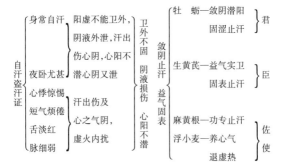

附方比较表：

方名	相同点	不同点
玉屏风散	①均有益气固表止汗的作用②均治疗表虚不固的汗出之证	本方益气固表之力强，且能御风邪。治疗气虚卫外不固的自汗证或虚人汗出腠理不固，易于感冒者
牡蛎散		本方止汗之力强，且有敛阴潜阳之力。主治阳虚自汗损阴，心阳不潜，心阴随之外泄的盗汗证，多伴有心悸惊惕、短气烦倦
当归六黄汤		本方以滋阴泻火为主，与牡蛎散均治盗汗，但本方治阴虚火旺，阴不内守，表虚不固的盗汗证。多伴发热心烦、唇燥、大便干、小便黄赤者

第二节　敛肺止咳剂

九仙散（王子昭方，录自《卫生宝鉴》）

【方　　歌】九仙罂粟乌梅味,参胶桑皮款桔贝。

　　　　　　敛肺止咳益气阴,久咳肺虚效堪谓。

【组　　成】人参、款冬花、桑白皮、桔梗、五味子、阿胶、乌梅各 12g,川贝母 6g,罂粟壳 9g。

【趣味记忆】五母教商人借款无数。

【对　　照】五母胶桑人桔款乌粟。

【证治方解】

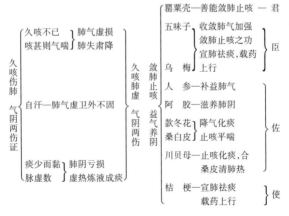

久咳伤肺　气阴两伤证
　久咳不已　肺气虚损
　咳甚则气喘　肺失肃降
　自汗——肺气虚卫外不固
　痰少而黏　肺阴亏损
　脉虚数　虚热炼液成痰

久咳肺虚　气阴两伤
　敛肺止咳　益气养阴

罂粟壳——善能敛肺止咳　— 君
五味子　收敛肺气加强　敛肺止咳之功
乌　梅　宣肺祛痰,载药上行
　　　　　　　　　　　　　臣
人　参——补益肺气
阿　胶——滋养肺阴
款冬花　降气化痰
桑白皮　止咳平喘
川贝母——止咳化痰,合桑皮清肺热
　　　　　　　　　　　　　佐
桔　梗——宣肺祛痰　载药上行
　　　　　　　　　　　　　使

第三节 涩肠固脱剂

真人养脏汤(《太平惠民和剂局方》)

【方　　歌】真人养脏诃粟壳,肉蔻当归桂木香。
　　　　　　术芍参甘为涩剂,脱肛久痢早煎尝。

【组　　成】人参、当归、白术各 6g,肉豆蔻 8g,肉桂、
　　　　　　甘草各 6g,白芍 12g,木香、诃子 9g,罂
　　　　　　粟壳 9g。

【趣味记忆】穆桂英喝草蔻归药助人。

【对　　照】木桂英诃草蔻归药术人。

【证治方解】

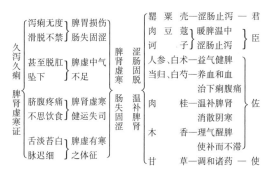

四神丸(《内科摘要》)

【方　　歌】四神故纸与吴萸,肉蔻五味四般齐。

大枣生姜同煎合,五更肾泻最相宜。

【组　　成】肉豆蔻 6g,补骨脂 12g,五味子 6g,吴茱
萸 3g,生姜 6g,大枣 10 枚。

【趣味记忆】姜枣补鱼肉味。

【对　　照】姜枣补萸肉味。

【证治方解】

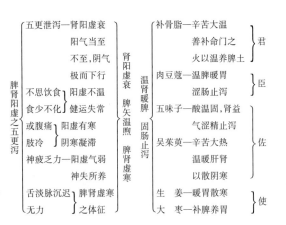

附方比较表：

<table>
<tr><th>方剂</th><th colspan="4">比　较</th></tr>
<tr><td>真人养脏汤</td><td rowspan="2">相同</td><td rowspan="2">①均有温补脾肾，涩肠止泄之功
②均治脾肾虚寒泄泻，不思饮食腹痛</td><td rowspan="2">相异</td><td>温中补虚之力强。治疗久泻久痢；损伤脾阳波及肾阳，致脾肾虚寒；肠失固涩而致以泻痢无度滑脱不禁甚者脱肛</td></tr>
<tr><td>四神丸</td><td>温肾力强，且能固肠止泻。治疗肾阳不足、命门火衰，脾肾虚寒泄泻，以五更泄为主伴有肢冷、神疲乏力者</td></tr>
<tr><td>痛泻要方</td><td colspan="3">治疗脾虚肝乘，土虚木旺痛泻证。症见：肠鸣腹痛，大便泄泻，泻后仍腹痛，舌苔薄白，脉两关不调，弦而缓</td><td>补脾泻肝</td></tr>
<tr><td>理中丸</td><td colspan="3">治中焦虚寒，健运失司，升降反作而致。症见：自利不渴、呕吐、脘腹疼痛喜温按，畏寒肢冷，腹满不欲饮食</td><td>温中祛寒，补气健脾</td></tr>
<tr><td>四逆汤</td><td colspan="3">少阴阳气衰微，阴寒内盛而致腹痛下利，且有四肢厥逆之畏寒倦卧、神疲欲寐</td><td>回阳救逆</td></tr>
<tr><td>参苓白术散</td><td colspan="3">脾虚湿自内生而致肠鸣泄泻、多伴有四肢乏力，形体消瘦，胸脘痞闷，面色萎黄，饮食不化，舌淡苔白脉虚缓</td><td>益气健脾，渗湿止泻</td></tr>
<tr><td>六一散</td><td colspan="3">感受暑湿，湿阻于里，膀胱气化不利。症见：身热，小便不利，烦渴或泄泻</td><td>祛暑利湿</td></tr>
</table>

桃花汤(《伤寒论》)

【方　　歌】桃花汤用赤石脂,粳米干姜共用之。
　　　　　　下痢腹痛便脓血,下焦虚脱此方宜。

【组　　成】赤石脂 20g,干姜 12g,粳米 15g。

【趣味记忆】桃花汤,降脂米。

【对　　照】桃花汤,姜脂米。

【证治方解】

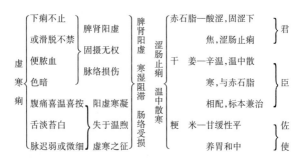

驻车丸(《延年密录》,录自《外台秘要》)

【方　　歌】驻车丸用姜二两,当归阿胶各三两。
　　　　　　六两黄连重一般,阴虚久痢奏效良。

【组　　成】黄连 18g,干姜 6g,当归 9g,阿胶 9g。

【趣味记忆】教皇将归。

【对　　照】胶黄姜归。

【证治方解】

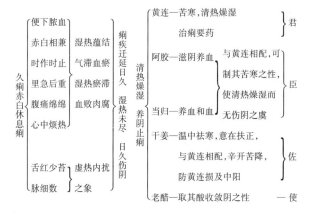

第四节　涩精止遗剂

金锁固精丸(《医方集解》)

【方　　歌】金锁固精莲蕊须,蒺藜龙牡芡同需。
　　　　　　莲粉糊丸盐酒下,涩精秘气滑遗无。

【组　　成】沙苑子、芡实、莲须各12g,龙骨、牡蛎各
　　　　　　6g。

【趣味记忆】龙苑母子拾莲须。

【对　　照】龙苑牡子实莲须。

【证治方解】

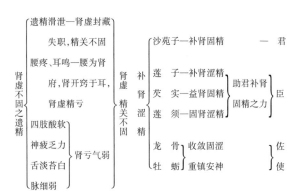

桑螵蛸散(《本草衍义》)

【方　　歌】桑螵蛸散治便数,参苓龙骨同龟壳。
　　　　　　菖蒲远志及当归,补肾宁心健忘觉。

【组　　成】桑螵蛸、远志、石菖蒲、龙骨、人参、茯
　　　　　　神、当归、龟板各10g。

【趣味记忆】仆人远归,神龙上归。

【对　　照】蒲人远归,神龙桑龟。

【证治方解】

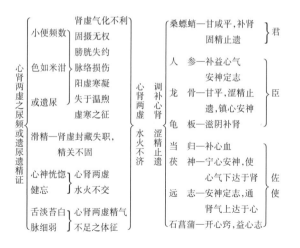

附方比较表:

方名	相同点	不同点
金锁固精丸	①均有补肾涩精之功 ②均治肾虚精关不固的滑精证	本方纯用补肾涩精之品所组成,其涩精作用强。主治肾虚,封藏失职,精关不固的遗精滑泻,多伴有腰酸耳鸣,神疲乏力者
桑螵蛸散		本方则能调补心肾,且能涩精止遗尿。主治心肾两虚,水火不济,肾虚精关不固而致滑精,多伴有心神恍惚,健忘及小便频数者

缩泉丸(《魏氏家藏方》)

【方　　歌】缩泉丸治小便频,膀胱虚寒遗尿斟。
　　　　　　乌药益智各等分,山药糊丸效更珍。
【组　　成】乌药、益智仁各9g,山药6g。
【趣味记忆】巫山人。
【对　　照】乌山仁。
【证治方解】

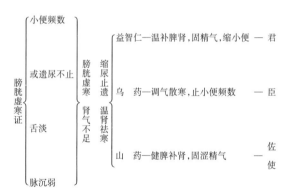

第五节　固崩止带剂

固冲汤(《医学衷中参西录》)

【方　　歌】固冲芪术山萸芍,龙牡倍棕茜海蛸。
　　　　　　益气健脾固摄血,脾虚冲脉不固疗。

【组　　成】白术 30g,生黄芪 18g,煅龙骨 24g,煅牡
　　　　　　蛎 24g,山茱萸 24g,生杭芍 12g,海螵蛸
　　　　　　12g,茜草 9g,棕榈炭 6g,五倍子 1.5g。

【趣味记忆】白母欠黄少五种海鱼。

【对　　照】白牡茜黄芍五棕海萸。

【证治方解】

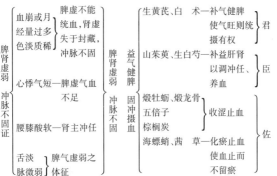

附方比较表：

方名	相同点	不同点
固冲汤	①均有益气健脾功用②均治脾气虚弱所致血崩月经过多,伴色淡质稀,心悸气短者	本方以补气健脾药为主,配合补益肝肾养血敛阴药及大队收涩止血药组成。故本方还有固冲止血作用,主治脾气虚,冲脉不固月经过多证,多伴有腰膝酸软者
归脾汤		本方以补气健脾药合补血养心安神药组成,故本方有补血养心之功。治疗:①心脾两虚气血不足,脾不统血引起月经过多证;②伴有面色萎黄,食少体倦,心悸怔忡、健忘失眠等证者

固经丸(《丹溪心法》)

【方　　歌】固经丸用龟板君,黄柏椿皮香附群。

黄芩芍药酒丸服,漏下崩中色黑殷。

【组　　成】黄芩、白芍、龟板各 30g,黄柏 9g,椿树
根皮 22.5g,香附子 7.5g。

【趣味记忆】贵少妇春拨琴。

【对　　照】龟芍附椿柏芩。

【证治方解】

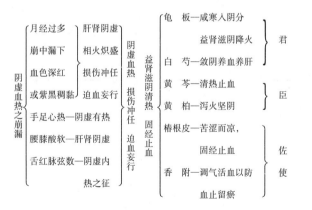

易黄汤（《傅青主女科》）

【方　　歌】易黄山药与芡实,白果黄柏车前子。
　　　　　　固肾清热又祛湿,肾虚湿热带下医。

【组　　成】山药 30g,芡实 30g,黄柏 6g,车前子 3g,
　　　　　　白果 12g。

【趣味记忆】皇子要果实。

【对　　照】黄子药果实。

【证治方解】

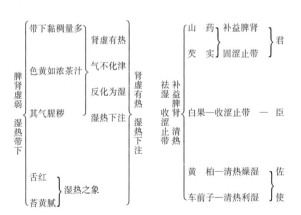

附方比较表：

方名	相同点	不 同 点		
		组成	功用	主治
易黄汤	①均有山药 ②均能补肾、固涩止带 ③均治带下证	炒芡实、白果、黄柏、车前子	补肾清热，祛湿止带，有清热祛湿之力	治肾虚有热，湿热下注之带下证。症见带下色黄，其气腥秽，苔黄腻者
清带汤		生龙骨、生牡蛎、海螵蛸、茜草	滋阴收涩，化瘀止带，收涩止带之力强且能祛瘀	治带下滑脱，兼有瘀滞，带下赤白，绵绵不绝者

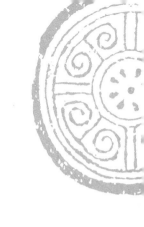

第十章　安神剂

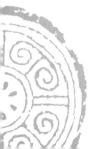

第一节 重镇安神剂

朱砂安神丸(《内外伤辨惑论》)

【方　　歌】朱砂安神东垣方,归连甘草合地黄。
　　　　　　怔忡不寐心烦乱,养阴清热可复康。

【组　　成】朱砂 1g,甘草 15g,黄连 15g,当归 8g,生
　　　　　　地黄 6g。

【趣味记忆】黄沙归草地。

【对　　照】黄砂归草地。

【证治方解】

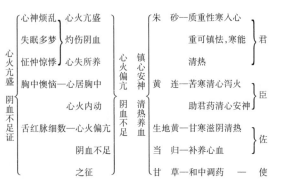

磁朱丸(《备急千金要方》)

【方　　歌】磁朱丸中有神曲,安神潜阳治目疾。
　　　　　　心悸失眠皆可用,癫狂痫证服之宜。

【组　　成】磁石 60g,光明砂 30g,神曲 120g。

【证治方解】

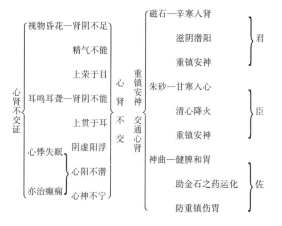

珍珠母丸(《普济本事方》)

【方　　歌】珍珠母丸归地参,犀沉龙齿柏枣仁。

朱砂为衣茯神入,镇心潜阳又安神。

【组　　成】珍珠母 1g,当归、熟干地黄各 45g,人

参、酸枣仁、柏子仁各 30g,犀角、茯神、

沉香、龙齿各 15g。

【趣味记忆】伏羲地人人想归真龙。

【对　　照】茯犀地仁人香归珍龙。

【证治方解】

心
肝
阳
亢

阴
血
不
足

神
志
不
宁
证

头目眩晕—肝阳偏亢化风
上扰头目,阴
血亏虚不能上
荣头目

夜难成寐—
心阳偏亢
血不养心
神失藏守

时而惊悸

脉弦细—心肝阳亢,阴
血不足之征

心
肝
阳
亢

阴
血
不
足

镇
心
安
神

平
肝
潜
阳

滋
阴
养
血

珍　珠　母 ┐平肝潜阳、镇心
龙　　　齿 ┘安神以定惊悸 ┃君

人　　　参 ┐养阴血
当　　　归 ┘益心气

熟　干　地　黄
酸　枣　仁
柏　子　仁 ┐安神定志
茯　　　神 ┘

臣

水　牛　角—镇惊而清心,
　　　　　兼清阳亢之热

沉　　　香—摄纳浮阳,使上
扰之阳沉降下
行,潜于阴中。

佐

辰砂为衣,
金银花、薄
荷汤送服。 ┐增强平肝镇惊、
　　　　　清热安神之效 使

桂枝甘草龙骨牡蛎汤(《伤寒论》)

【方　　歌】桂甘龙骨牡蛎汤, 温补镇摄潜心阳。
　　　　　　　心阳不足烦躁证, 服之神安躁悸康。

【组　　成】桂枝 15g, 甘草 30 g, 牡蛎 30g, 龙骨 30g。

【趣味记忆】龙母炒桂。

【对　　照】龙牡草桂。

【证治方解】

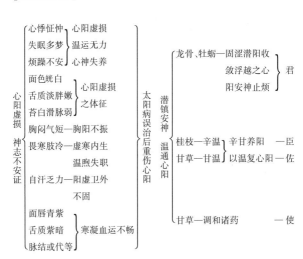

第二节　补养安神剂

天王补心丹（《校注妇人良方》）

【方　　歌】天王地归二冬仁，远茯味砂桔三参。
　　　　　　阴亏血少生内热，滋阴养血安心神。

【组　　成】人参、茯苓、玄参、丹参、桔梗、远志各 5g，
　　　　　　当归、五味子、麦冬、天冬、柏子仁、酸枣
　　　　　　仁各 9g，生地黄 12g。

【趣味记忆】三婶冬至借福地，当冬摆五味蒜。

【对　　照】三参冬志桔茯地，当冬柏五味酸。

【证治方解】

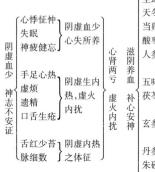

生地黄—滋阴养血，清虚热 — 君

天冬、麦冬—滋阴清热 ┐
当归—补血润燥　　　├ 臣
酸枣仁、柏子仁—养心安神 ┘

人参—补气，气旺则阴血生
　　　宁心益智
五味子—益气敛阴
茯苓、远志—养心安神
　　　　　交通心肾
玄参—滋阴降火，
　　　制上炎之火
丹参—补血滋阴而不滞
朱砂—镇心安神
　　　　　　　　　　　　　┘ 佐

桔梗—载药上行 — 使

阴虚血少　神志不安证
　心悸怔忡　失眠　神疲健忘 │ 阴虚血少　心失所养
　手足心热　虚烦　遗精　口舌生疮 │ 阴虚生内热，虚火内扰
　舌红少苔　脉细数 │ 阴虚内热之体征

心肾两亏　虚火内扰

滋阴养血　补心安神

附方比较表：

方名	相同点	不 同 点		
		组成	功用	主治
天王补心丹	①均有滋阴补肾、安神之功 ②均治心肾不足而致失眠、健忘惊悸等	生地黄、天冬、麦冬、当归、酸枣仁、人参、五味子、茯苓、玄参、丹参、朱砂、桔梗、远志、柏子仁	本方以补心安神，与滋阴清热养血药伍用，滋阴养血、补心安神	治心肾阴亏血少，虚热扰心，心肾不安证，当伴有梦遗，口舌生疮，手足心热
柏子养心丸		柏子仁、枸杞、麦冬、当归、石菖蒲、茯神、玄参、熟地黄、甘草	养血安神、滋阴补肾、滋阴清热之力不足	治心肾失调，阴血亏虚所致精神恍惚、惊悸怔忡、夜寐多梦、健忘盗汗
孔圣枕中丹		龟板、龙骨、远志、石菖蒲	补肾宁心，益智安神	治心肾不足而致神不安、健忘、失眠

酸枣仁汤(《金匮要略》)

【方　　歌】酸枣仁汤治失眠,川芎知草茯苓煎。
　　　　　　养血除烦清虚热,安然入睡梦乡甜。

【组　　成】酸枣仁 15g,生甘草 3g,知母 6g,茯苓 6g,
　　　　　　川芎 6g。

【趣味记忆】母熊拎甘枣。

【对　　照】母芎苓甘枣。

【证治方解】

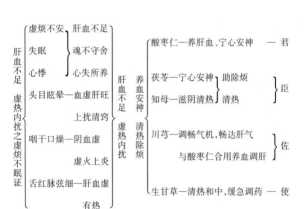

甘麦大枣汤(《金匮要略》)

【方　　歌】(《金匮》)甘麦大枣汤,妇人脏躁喜悲伤。

精神恍惚常欲哭,养心安神效力彰。

【组　　成】甘草 9g,小麦 15g,大枣 10 枚。

【趣味记忆】阿甘卖枣。

【对　　照】-甘麦枣。

【证治方解】

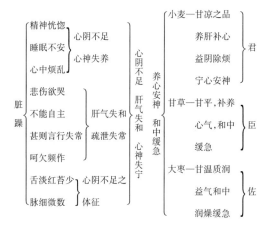

养心汤(《仁斋直指方论》)

【方　　歌】养心汤用草芪参,二茯芎归柏子寻。
　　　　　　夏曲远志兼桂味,再加酸枣总宁心。

【组　　成】黄芪、白茯苓、茯神、半夏曲、当归、川芎
　　　　　　各15g,远志、肉桂、柏子仁、酸枣仁、北
　　　　　　五味子、人参各8g,甘草12g。

【趣味记忆】黄贵人,拜神人,知熊归,捂夏草。

【对　　照】黄桂人,柏神仁,志芎归,五夏草。

【证治方解】

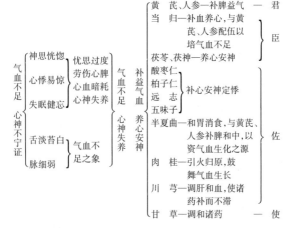

附方比较表：

方名	病因病机	功用	主治
朱砂安神丸	心火偏亢，阴血不足，心失所养	心神烦乱，失眠多梦，心悸怔忡，胸中懊憹，舌红，脉细数	镇心安神，泻火养阴
天王补心丹	心肾不足，阴亏血少，虚火扰心	虚烦失眠，心悸心疲，梦遗健忘，手足心热，口舌生疮，舌红少苔，脉细数	滋阴养血，补心安神
酸枣仁汤	肝血不足，阴虚内热，魂不守舍	虚劳虚烦不得眠，心悸盗汗，头目眩晕，舌红，脉弦细	养血安神，清热除烦
归脾汤	心脾两虚，气血不足，心失所养	心悸怔忡，健忘失眠，虚热，面色萎黄，食少体倦，舌淡，苔薄白，脉细弱或有脾不统血出血证	益气补血，健脾养心
温胆汤	胆胃不和，痰热内扰	胆怯易惊，虚烦不宁，失眠多梦，呕吐呃逆	理气化痰，清胆和胃
磁朱丸	肾阴不足，心阳偏亢，心神不交	心悸，失眠，视物昏花，耳鸣耳聋	重镇安神，滋阴明目
甘麦大枣汤	忧思太过，心阴受损，肝气失和	精神恍惚，喜悲伤欲哭，心中烦乱，睡眠不安，舌淡红，脉细数	养心安神，和中缓急
珍珠母丸	阴血皆虚，心肝阳亢	神志不宁，入夜少寐，时而惊悸，头目眩晕，脉细弦	滋阴养血，镇心安神
养心汤	气血不足，心肾不宁	神思恍惚，心悸易惊，失眠健忘，舌淡苔白，脉细弱	补益气血，养心安神

第三节 交通心肾剂

交泰丸(《韩氏医通》)

【方　　歌】心肾不交交泰丸,一份桂心十份连。

　　　　　　　怔忡不寐心阳亢,心肾交时自可安。

【组　　成】川黄连 15g,肉桂心 1.5g。

【趣味记忆】十一连心。

【对　　照】十一连心。

【证治方解】

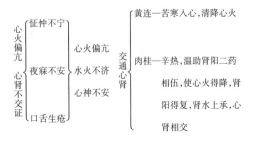

黄连阿胶汤(《伤寒论》)

【方　　歌】黄连阿胶鸡子黄,黄芩白芍合成方。
　　　　　　水亏火炽烦不卧,滋阴降火自然康。

【组　　成】黄连 12g,黄芩 6g,芍药 6g,鸡子黄 2 枚,
　　　　　　阿胶 9g。

【趣味记忆】机要连交黄芩。

【对　　照】鸡药连胶黄芩。

【证治方解】

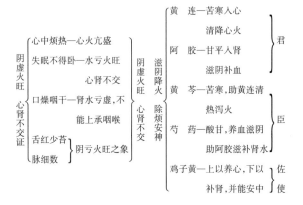

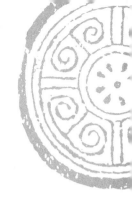

第十一章　开窍剂

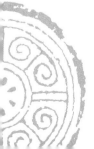

第一节　凉开剂

安宫牛黄丸(《温病条辨》)

【方　　歌】安宫牛黄开窍方,芩连栀郁朱雄黄。
　　　　　　犀角真珠冰麝箔,热闭心包功用良。

【组　　成】牛黄 30g,郁金 30g,水牛角 30g,黄连
　　　　　　30g,朱砂 30g,梅片 7.5g,麝香 7.5g,珍
　　　　　　珠 15g,栀子 30g,雄黄 30g,黄芩 30g。

【趣味记忆】熊兵勤连射犀角,欲织珍珠黄金衣。

【对　　照】雄冰芩连麝犀角,郁栀珍珠黄金衣。

【证治解】

邪热内陷心包证 {
　高热烦躁
　神昏谵语 } 热毒炽盛
内陷心包
扰乱神明
　舌謇—舌为心窍,痰热闭窍
　肢厥—邪热阻滞,阳气不通
　舌红或绛脉数—热毒炽盛体征
　中风昏迷
　小儿惊厥 } 热闭之征

温热邪毒内陷心包 {
　痰热蒙蔽清窍
}

清热解毒
豁痰开窍

牛　黄—苦凉,清心解毒,豁痰开窍
水牛角—咸寒,清心凉血解毒
麝　香—芳香走窜,通达十二经,芳香开窍醒神 } 君

黄连、黄芩、栀子—苦寒清热泻火解毒 } 臣

冰片、郁金—芳香辟秽,通窍开闭
雄　黄—助牛黄祛痰解毒
朱砂、珍珠—清热镇心安神
金箔为衣—重镇安神
炼蜜为丸—和胃调中 } 佐使

紫雪丹(《苏恭方》,录自《外台秘要》)

【方　　歌】紫雪犀羚砂朴硝,硝磁寒水滑和膏。
　　　　　　丁沉木麝升麻草,更用赤金法亦超。

【组　　成】黄金 3000g,寒水石 1500g,石膏 1500g,磁石 1500g,滑石 1500g,玄参 500g,羚羊角 150g,水牛角 150g,升麻 250g,沉香 150g,丁香 30g,木香 150g,麝香1.5g,甘草 240g。

【趣味记忆】老肖租四箱菱角,四十元成交。

【对　　照】老硝朱四香羚角,四石元升角。
　　　　　　(注:四香—沉香、丁香、青香、麝香;四石—寒水石、石膏、磁石、滑石)

【证治方解】

```
热盛动风证 ┌ 高热烦躁—邪热炽盛          温          清          水牛角—咸寒,清心凉血解毒     ┐
           │        充斥内外          热          热          羚羊角—咸寒,清热凉肝息风     │ 君
           │ 神昏谵语—邪陷心包          之          开          麝  香—芳香走窜,开窍醒神     ┘
           │        扰乱神明          邪          窍
           │ 痉厥—热盛肝风内动          内                      生石膏、寒水石—清热泻火      ┐
           │        风火相煽          陷          息                          除烦止渴     │ 臣
           │ 口渴唇焦、尿赤便秘—          心          风          滑  石—甘淡而寒,清热利窍     ┘
           │        热盛伤津          包          止                          引热下行
           │ 舌质红绛                              痉          硝石、朴硝—泻热通便,釜底      ┐
           │ 苔干黄 ┐热盛动风                                                  抽薪       │
           │ 脉数有力│之体征          热                      玄  参—滋阴清热凉血          │
           │ 或弦数 ┘                盛                      升  麻—清热解毒透邪          │ 佐
           │                        动                      木香、丁香、沉香—辛温芳香     │
           │ 小儿热盛惊厥—热极          风                                  行气通窍     │
           └        动风                                    黄金、朱砂、磁石—重镇安神     │
                                                                        潜镇肝阳       │
                                                                        除烦止痉       ┘
                                                  甘  草—调药和中                      — 使
```

至宝丹(《灵苑方》引郑感方,录自《苏沈良方》)

【方　　歌】至宝朱砂麝息香,雄黄犀角与牛黄。

　　　　　　金银二箔兼龙脑,琥珀还加玳瑁良。

【组　　成】生乌犀、生玳瑁、琥珀、朱砂、雄黄各 30g,

　　　　　　牛黄、龙脑、麝香各 0.3g,安息香 30g,金

　　　　　　银箔 50 片。

【趣味记忆】乌龙戏珠、牛虎设想带黄金箔。

【对　　照】乌龙息朱、牛虎麝香玳黄金箔。

【证治方解】

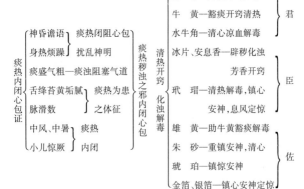

附方比较表：

方名	相同点	不同点	
		功用	主治
安宫牛黄丸	①均有清热解毒、开窍醒神之功；②均治温邪热毒内陷心包；③症见：高热神昏、谵语、甚至痉厥之热闭证	本方最凉，长于清热解毒兼能豁痰开窍	治邪热内陷心包或痰热壅闭心窍而引起的高热烦躁，神昏谵语，小儿惊厥属邪热内闭者
紫雪丹		本方凉性次之，但镇痉息风之力优且能安神	治热邪内陷心包，热盛动风者。多见有惊厥，口渴唇焦，尿赤便闭！小儿惊厥因热盛动风者
至宝丹		本方凉性又次之，但化浊开窍之力甚优	治痰热内闭心包者。多伴有痰盛气粗，苔黄腻，脉滑数及中风中暑、小儿惊厥痰热内闭者

抱龙丸(《小儿药证直诀》)

【方　　歌】抱龙丸用天竺黄,雄黄辰砂并麝香。
　　　　　　更加胆星甘草入,小儿急惊效力彰。

【组　　成】天竺黄 30g,雄黄 3g,辰砂、麝香各 15g,
　　　　　　天南星 120g。

【趣味记忆】黄沙射南天。

【对　　照】黄砂麝南天。

【证治方解】

第二节　温开剂

苏合香丸(《广济方》,录自《外台秘要》)

【方　　歌】苏合香丸麝息香,木丁薰陆气同芳。

犀冰白术沉香附,用衣朱砂中恶尝。

【组　　成】吃力伽(白术)、光明砂、麝香、诃子、香
附子、沉香、青香、丁香、安息香、白檀
香、荜茇、犀角各 30g,熏陆香(乳香)、
苏合香、龙脑香各 15g。

【趣味记忆】朱熹罢课摆十香。

【对　　照】朱犀荜诃白十香。

（十香:麝香、香附子、沉香、青木香、丁
子香、安息香、白檀香、乳香、苏合香、龙
脑香）

【证治方解】

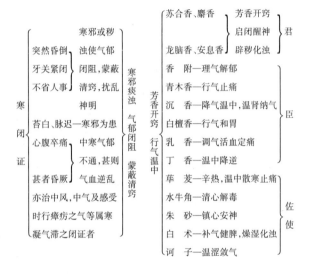

紫金锭(《丹溪心法附余》)

【方　　歌】紫金锭用麝朱雄,慈戟千金五倍同。
　　　　　　太乙玉枢名又别,祛痰逐秽及惊风。

【组　　成】雄黄 30g,文蛤(五倍子)90g,山慈菇 60g,
　　　　　　红芽大戟 45g,千金子霜 30g,朱砂 15g,麝
　　　　　　香 9g。

【趣味记忆】山慈菇备千金射杀雄鸡。

【对　　照】山慈菇备千金麝砂雄戟。

【证治方解】

秽恶痰浊闭阻证

- 脘腹胀闷、疼痛—胃肠气机闭塞
- 恶心呕吐、泄泻—升降失常
- 舌苔厚腻或浊腻—痰浊壅盛之征 } 感受秽恶痰浊之邪
- 外敷疗疮疖肿、毒
- 虫咬伤、无名肿毒
- 痧腮、丹毒、喉风等

辟秽解毒化痰开窍消肿止痛

- 山慈菇—辛寒有毒
  - 化痰解毒
  - 消肿散结　} 君
- 麝　香—芳香开窍
  - 辟秽解毒
- 千金子霜—泻下逐水
  - 杀虫攻毒
- 红芽大戟—泻下逐水
  - 消肿散结　} 臣
- 五倍子—涩肠止泻
- 雄　黄—辟秽解毒
  - 化痰消肿　} 佐使
- 朱　砂—重镇安神

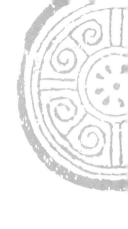

第十二章　理气剂

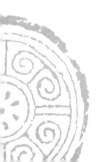

第一节　行气剂

越鞠丸(《丹溪心法》)

【方　　歌】越鞠丸治六般郁,气血痰火湿食因。

　　　　　　　芎苍香附兼栀曲,气畅郁舒痛闷伸。

【组　　成】香附、苍术、川芎、栀子、神曲各6~10g。

【趣味记忆】穷父子唱神曲。

【对　　照】芎附子苍神曲。

【证治方解】

六郁证	胸膈痞闷—气郁,肝失条达	气郁 肝气不舒	行气解郁	香　附—行气解郁,以治气郁—君	
	胸胁胀痛—血行不畅血郁			川　芎—行气活血,以解血郁	
	饮食不消—食积内停			苍　术—燥湿运脾,以解湿郁—臣	佐
	恶心呕吐—胃失和降			栀　子—清热泻火,以解火郁	
	嗳腐吞酸—肝郁化火犯胃			神　曲—消食和胃,以解食郁	

柴胡疏肝散（《证治准绳》）

【方　　歌】柴胡疏肝芍川芎,枳壳陈皮草香附。

　　　　　　疏肝行气兼活血,胁肋疼痛立能除。

【组　　成】陈皮、柴胡各 6g,川芎、枳壳、芍药各 4.5g,

　　　　　　甘草 1.5g,香附 4.5g。

【趣味记忆】陈川夫子要柴草。

【对　　照】陈川附枳药柴草。

【证治方解】

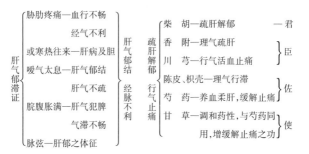

金铃子散(《太平圣惠方》,录自《袖珍方》)

【方　　歌】金铃延胡等分研,黄酒调服或水煎。
　　　　　　疏肝泄热行气血,肝郁化火诸痛蠲。

【组　　成】金铃子、延胡索各9g。

【证治方解】

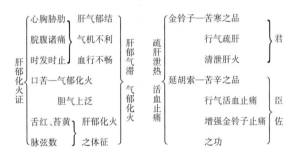

瓜蒌薤白白酒汤(《金匮要略》)

【方　　歌】瓜蒌薤白治胸痹，益以白酒温肺气。
　　　　　　加夏加朴枳桂枝，治法稍殊名亦异。

【组　　成】瓜蒌实 24g，薤白 12g，白酒适量。

【证治方解】

胸痹证 { 胸 { 胸中闷痛{甚至胸痛彻背} 胸阳不振、津液不得输布、痰阻气机 } 胸阳不振、痰浊内阻 } 通阳散结、行气祛痰 { 瓜蒌实—理气宽胸、涤痰散结　君 薤　白—温通滑利、通阳散结、行气止痛　臣 白　酒—行气活血、助薤白行气、通阳之功　佐使 }
　{ 喘息咳唾{短气} 痰浊内阻、肺失宣降 }
　{ 舌苔白腻{脉沉弦}{或紧} 痰浊内阻、胸阳不振之体征 }

附方比较表：

方名	相同点	不同点
瓜蒌薤白白酒汤	①均有瓜蒌、薤白 ②均能通阳散结，行气祛痰 ③均治胸阳不振，痰气内阻之胸痹证	本方组成中还有白酒，以通阳散结，行气祛痰为主。适用于胸痹而痰浊较轻者，以胸痛、喘息、短气，甚则胸痛彻背为主要表现
瓜蒌薤白半夏汤		本方中有白酒、半夏，其祛痰散结之力较强。适用于胸痹而痰浊较盛者，以胸痛彻背、背痛彻胸、且不得安卧为主要表现
瓜蒌薤白桂枝汤		本方中尚有枳实、桂枝、厚朴三味。善于下气降逆、消痞除满，适用于胸痹而气结较甚，以胸中痞满，气从胁下上逆抢心为主要表现

半夏厚朴汤(《金匮要略》)

【方　　歌】半夏厚朴与紫苏,茯苓生姜共煎服。
　　　　　　痰凝气聚成梅核,降逆开郁气自舒。

【组　　成】半夏 12g,厚朴 9g,茯苓 12g,生姜 15g,
　　　　　　苏叶 6g。

【趣味记忆】夏夜破江陵。

【对　　照】夏叶朴姜苓。

【证治方解】

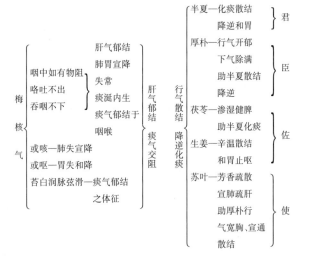

枳实消痞丸（《兰室秘藏》）

【方　　歌】枳实消痞四君全,麦芽夏曲朴姜连。

蒸饼糊丸消积满,补虚破结病斯痊。

【组　　成】干生姜、炙甘草、白茯苓、白术各6g,半夏曲、人参各9g,厚朴12g,枳实、黄连各15g,麦芽6g。

【趣味记忆】仆人买干姜伴猪肝,恋零食。

【对　　照】朴人麦干姜半术甘,连苓实。

【证治方解】

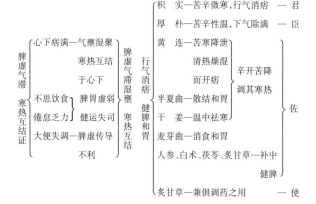

附方比较表：

方名	相同点	不同点		
		组成	功用	主治
枳实消痞丸	①方中均含枳实、白术 ②均有消痞、健脾作用 ③均可治心下痞满之证	厚朴、黄连、半夏、干姜、麦芽、人参、茯苓、甘草	行气消痞，健脾和胃兼能平调寒热，重在行气消痞	治脾虚，气壅湿聚，寒热互结所致心下痞满，伴不思饮食，倦怠乏力
枳术汤		枳实重于白术	行气消痞，兼以健脾，消重于补	治气滞水停，心下坚，大如盘，边如旋盘

厚朴温中汤(《内外伤辨惑论》)

【方　　歌】厚朴温中陈草苓,干姜草蔻木香停。

　　　　　　煎服加姜治腹痛,虚寒胀满用皆灵。

【组　　成】厚朴、橘皮各 15g,甘草、草豆蔻、茯苓、

　　　　　　木香各 8g,干姜 2g。

【趣味记忆】令仆人干炒香橘皮。

【对　　照】苓朴仁干草香橘皮。

【证治方解】

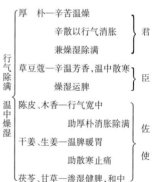

天台乌药散（《圣济总录》）

【方　　歌】天台乌药木茴香，青姜巴豆制楝榔。
　　　　　　行气疏肝散寒痛，寒滞疝痛酒调尝。

【组　　成】乌药、木香、小茴香、青皮、高良姜各15g，
　　　　　　槟榔9g，川楝子15g，巴豆12g。

【趣味记忆】良将回恋菊吧要香槟。

【对　　照】良姜茴楝橘巴药香槟。

【证治方解】

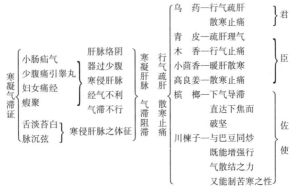

橘核丸(《济生方》)

【方　　歌】橘核丸中川楝桂,朴实延胡藻带昆。

桃仁二木酒糊合,癫疝痛顽盐酒吞。

【组　　成】橘核、海藻、昆布、海带、川楝子、桃仁各

30g,厚朴、木通、枳实、延胡索、肉桂、木

香各 15g。

【趣味记忆】枣核带心,胡人后子实在想不通。

【对　　照】藻核带心,胡仁厚子实-香布通。

【证治方解】

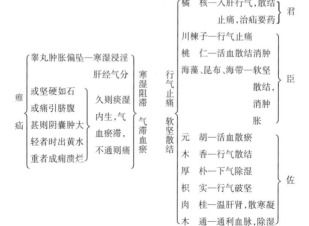

附方比较表:

方名	相同点	不同点
橘核丸	①均有行气散结、祛寒止痛作用 ②均治因寒邪侵于肝脉而致睾丸疼痛或引小腹疼痛	本方软坚散结,且能活血除湿 主治:①寒湿客于肝脉,气血郁滞之寒疝证;②睾丸肿胀偏坠,或坚硬如石,或痛引脐腹
天台乌药散		本方散寒之力强,行气疏肝,散寒止痛 主治:寒侵肝脉,气机阻滞之少腹引控睾丸而痛,偏坠肿胀者,为寒疝病
暖肝煎		本方温补肝肾之力强 主治:肝肾不足,寒客肝脉,气机郁滞,多伴有畏寒喜暖,脉沉迟者

加味乌药汤（《奇效良方》）

【方　　歌】加味乌药汤砂仁,香附木香姜草伦。

配入延胡共七味,经前胀痛效堪珍。

【组　　成】乌药、砂仁、木香、延胡索各 6g,香附 9g,

甘草 9g。

【趣味记忆】胡人要香香草。

【对　　照】胡仁药香香草。

【证治方解】

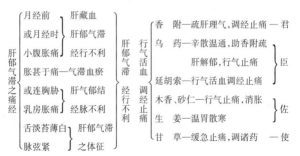

附方比较表：

方名	相同点	不同点
逍遥散	①均能疏肝解郁 ②均治肝郁所致胁痛	健脾养血。主治肝郁血虚、脾虚胁痛，多伴有口燥咽干、头目眩晕、神疲食少、脉弦而虚
一贯煎		以滋补肝肾之阴为主。主治肝肾阴虚，肝气横逆胁痛，多伴有吞酸吐苦、咽干口燥、舌红少津、脉细微
柴胡疏肝散		行气止痛。主治肝气郁结，血行不畅，经气不利胁痛证，多伴有嗳气、太息、脘腹胀满、脉弦
良附丸		且能散寒止痛。主治肝气郁滞、胃有寒凝胁痛证，多伴有胃脘疼痛、畏寒喜热
金铃子散		且能泄热活血。主治肝郁气滞、气郁化火胁痛，多伴有口苦、舌红、苔黄、脉弦数
加味乌药散		且能调经活血止痛。主治肝郁气滞、经行不畅之痛经，胀甚于痛，舌淡、脉弦紧
左金丸	清泻肝火降逆止呕	治疗肝经火旺、横逆犯胃胁痛证。多伴有吞酸嘈杂、口苦、苔黄、脉弦数
复元活血汤	活血祛瘀疏肝通络	治疗跌打损伤，恶血流于胁下，痛不可忍者

第二节 降气剂

苏子降气汤(《太平惠民和剂局方》)

【方　　歌】苏子降气橘半归,前胡桂朴草姜依。
下虚上盛痰嗽喘,亦有加参贵合机。

【组　　成】紫苏子、半夏各 9g,川当归 6g,甘草 6g,前胡、厚朴各 6g,肉桂 3g,生姜 3g,大枣 1 枚,紫苏叶 2g。

【趣味记忆】胡大人升官后归至夏国。

【对　　照】胡大人生官厚归紫夏国。

【证治方解】

上实下虚之喘咳证:
- 喘咳短气、胸膈满闷——寒痰壅于肺,肺失宣降 } 痰涎壅于肺
- 或呼吸少、腰疼脚软——肾阳虚,肾不纳气 } 痰涎壅于肺
- 或肢体浮肿—饮溢肌肤 } 痰涎壅于肺
- 苔白滑、脉弦滑——内有痰饮之体征
- 肾阳虚乏

降气平喘 祛痰止咳:
- 紫苏子—辛润之品,降气平喘,化痰止咳——君
- 半　夏—降逆祛痰;厚　朴—降气平喘,宽胸除满;前　胡—宣肺下气,祛痰止咳——臣
- 肉　桂—温补下元,纳气平喘;当　归—治咳逆上气,养血润燥,同肉桂温补下元;生姜、紫苏叶—宣肺散寒——佐
- 甘草、大枣—和中调药 — 使

附方比较表：

方名	相同点	不同点
苏子降气汤	①均有降气平喘祛痰之功②均治痰壅、咳嗽、喘逆、痰多、胸闷	本方降气平喘、祛痰止咳以治上盛，兼能温肾纳气以治下虚，但降气力强。症见喘咳痰多、短气喘逆、伴腰痛脚软者
三子养亲汤		本方降气畅膈，化痰消食，重在行气祛痰，治疗痰食气阻之喘咳兼见食少难消、胸痞者

定喘汤(《摄生众妙方》)

【方　　歌】定喘白果与麻黄,款冬半夏白皮桑。

　　　　　　苏杏黄芩兼甘草,肺寒膈热喘哮尝。

【组　　成】白果 9g,麻黄 9g,紫苏子 6g,甘草 3g,款冬花 9g,杏仁 4.5g,桑白皮 9g,黄芩 4.5g,法半夏 9g。

【趣味记忆】杏花黄黄,草皮伴果蔬。

【对　　照】杏花黄黄,草皮半果苏。

【证治方解】

附方比较表：

方名	相同点	不同点
定喘汤	①两方均有降气平喘祛痰之功 ②均治喘咳痰多之证	本方宣肺散寒，清热化痰。主治素有痰浊又感风寒，肺失宣降，痰热内蕴之哮喘，伴有痰多色黄、微恶寒、苔黄腻、脉滑数
苏子降气汤		本方温肾纳气。主治寒痰壅于肺，肾虚肾不纳气之上盛下虚喘咳证，喘咳痰白、短气喘逆，伴腰膝酸软，或肢体浮肿，苔白腻者
方名	相同点	不同点
定喘汤	①两方均有宣肺平喘祛痰解表之功 ②均治外感风寒，内有痰浊之哮喘	本方以宣肺降气平喘为主，兼以清热化痰及解表。主治外感风寒、痰热内蕴之哮喘，表证轻而痰多色黄、质稠，苔黄腻，脉滑数者
小青龙汤		本方以解表散寒、温肺化饮为主，主治外感风寒，寒饮犯肺，肺寒气逆，喘促痰多而稀、恶寒、发热，肢面浮肿，苔白润，脉浮紧者

	方名	主治	功用
寒喘证	麻黄汤	主治风寒外束,肺气不宣所致喘,但以恶寒、发热、头身疼痛、无汗、脉浮紧之风寒表证为主	发汗解表宣肺平喘
	苓甘五味姜辛汤	治脾阳不足,寒从中生,健运失司,停湿成饮,寒饮犯肺,肺失清肃。症见咳嗽痰多、清稀色白、脉弦滑	温肺化饮
	小青龙汤	治素有水饮外感风寒,寒饮犯肺,肺气逆。症见咳嗽喘促痰多而稀,多伴有恶寒、发热无汗及头面四肢浮肿,脉浮	解表散寒温肺化饮
	苏子降气汤	治寒痰壅于肺,肾虚不能纳气之上盛下虚喘咳证。多以咳喘痰多、咳逆短气,伴腰疼脚弱,肢体浮肿,苔白滑、脉弦滑为主	降气平喘祛痰止咳
热喘证	麻杏石甘汤	治邪热壅闭于肺,肺失宣降,肺热实喘证。症见身热,逆逆气急,甚则鼻翼扇动,口渴无汗或有汗,苔薄白或黄,脉浮滑或数	辛凉宣泄清热平喘
	泻白散	治肺中伏火郁熏,且以伤阴、肺失清肃者。症见咳嗽,气急欲喘,皮肤蒸热,日晡尤甚,舌红苔黄,脉细数	泻肺清热止咳平喘
	定喘汤	治平素痰浊又感风寒,肺气壅闭,痰热内蕴,肺失宣降者。症见咳嗽痰多气急,痰稠色黄,苔黄腻,脉滑数,伴微恶风寒者	宣肺降气清热化痰
	清气化痰丸	治痰热互结,气机受阻。症见咳嗽痰稠色黄,咯之不爽,甚者气急呕恶,舌红,苔黄腻,脉滑数	清热化痰理气止咳

四磨汤(《济生方》)

【方　　歌】四磨亦治七情侵,人参乌药及槟沉。

　　　　　　四味磨煎调逆气,或加枳壳易人参。

【组　　成】人参 6g,槟榔 9g,沉香 6g,天台乌药 6g。

【趣味记忆】人要香槟榔。

【对　　照】人药香槟榔。

【证治方解】

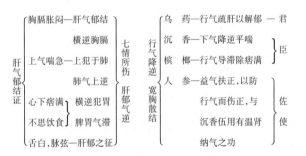

旋覆代赭汤(《伤寒论》)

【方　　歌】旋覆代赭重用姜，半夏人参甘枣尝。
　　　　　　降逆化痰益胃气，胃虚痰阻痞噫康。

【组　　成】旋覆花 9g，人参 6g，生姜 15g，代赭石
　　　　　　3g，甘草 9g，半夏 9g，大枣 4 枚。

【趣味记忆】姜国老大人带夏花草。

【对　　照】姜国老大人代夏花草。

【证治方解】

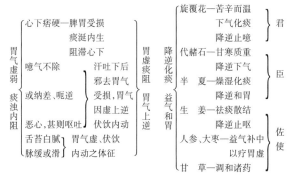

附方比较表：

方名	病因病机及主治	功用
半夏泻心汤	小柴胡汤证误用下法，损伤中阳，邪气内传，寒热互结，结于心下所成。症见心下痞满不痛、干呕和呕吐、肠鸣下利、苔薄黄而腻、脉弦数	寒热平调散结除痞
旋覆代赭汤	表证经汗、吐、下后，邪气虽去，胃气已伤。症见心下痞硬，伴噫气频作，反胃呕逆，吐涎沫，苔淡白滑，脉弦而虚	降逆化痰益气和胃
枳实消痞丸	脾胃虚弱，升降失司，寒热互结，气壅湿聚。症见心下痞满，不欲饮食，倦怠乏力，大便不调	行气消痞健脾和胃

橘皮竹茹汤(《金匮要略》)

【方　　歌】橘皮竹茹治呃逆，人参甘草姜枣齐。

　　　　　　胃虚有热失和降，久病之后更相宜。

【组　　成】橘皮 12g，竹茹 12g，大枣 5 枚，生姜 9g，

　　　　　　甘草 6g，人参 3g。

【趣味记忆】生人煮大草皮。

【对　　照】生人竹大草皮。

【证治方解】

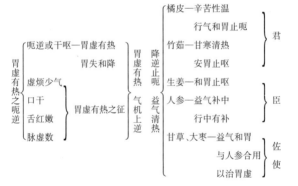

丁香柿蒂汤(《症因脉治》)

【方　　歌】丁香柿蒂人参姜,呃逆因寒中气戕。
　　　　　　济生香蒂仅二味,或加竹橘用皆良。

【组　　成】丁香6g,柿蒂9g,人参3g,生姜6g。

【趣味记忆】四人游湘江。

【趣味记忆】柿人-香姜。

【证治方解】

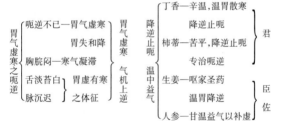

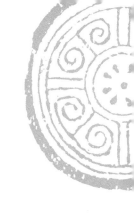

第十三章　理血剂

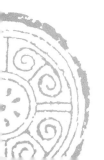

第一节　活血祛瘀剂

桃核承气汤(《伤寒论》)

【方　　歌】桃仁承气五般奇,甘草硝黄并桂枝。
　　　　　　热结膀胱小腹胀,如狂蓄血最相宜。

【组　　成】桃仁 12g,大黄 12g,桂枝 6g,甘草 6g,芒硝 6g。

【趣味记忆】黄桃芒果贵。

【对　　照】黄桃芒国桂。

【证治方解】

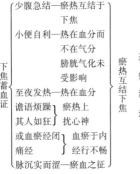
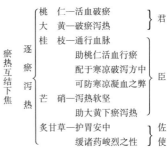

附方比较表：

方名	相同点	不同点			
		组成	病因病机	功用	主治
桃核承气汤	①均含大黄、桃核 ②均有破血下瘀作用 ③均治血瘀所致之证	桂枝、甘草、芒硝	邪在太阳不解，循经入腑，化热与血搏结于下焦，瘀热互结	破血下瘀，下瘀泻热力强	下焦蓄血证，少腹急结，小便自利，甚则谵语烦躁，其人如狂，至夜发热以及血瘀经闭，痛经，脉沉实而涩等
下瘀血汤		䗪虫	干血内结于腹中	破血下瘀，下瘀破血之力较强	产妇腹痛，因干血内结于脐下者，亦治血瘀而致经水不利之证

血府逐瘀汤(《医林改错》)

【方　　歌】血府当归生地桃,红花枳壳草赤芍。
柴胡芎桔牛膝等,血化下行不作劳。

【组　　成】桃仁12g,红花9g,当归9g,生地黄9g,
川芎4.5g,赤芍6g,牛膝9g,桔梗4.5g,
柴胡3g,枳壳6g,甘草6g。

【趣味记忆】桃花溪子规少,柴草地接川芎。

【对　　照】桃花膝枳归芍,柴草地桔川芎。

【证治方解】

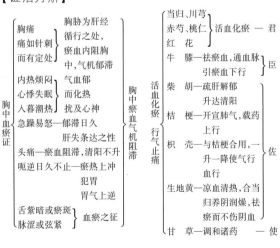

附方比较表：

方名	相同点	不同点		
		组成	功用	主治
血府逐瘀汤	①均以当归、赤芍、川芎、桃仁、红花为基础组成②均有活血祛瘀止痛作用③均治血瘀所致诸证	桔梗、枳壳、柴胡、牛膝以行气开胸、阴血下行	宣通胸胁气滞引血下行功效好	胸中血瘀,血行不畅之胸痛如针刺,痛有定处
通窍活血汤		麝香、老葱以开窍通阳	活血通窍作用较强	瘀阻头面的头痛,昏晕,耳聋,头发脱落,酒糟鼻,干血劳,白癜风
膈下逐瘀汤		香附、乌药、枳壳、延胡索以疏肝行气止痛	行气止痛作用大	瘀血结于膈下胁及腹部胀痛有积块者或小儿痞块肚腹疼痛,痛处不移
少腹逐瘀汤		小茴香、官桂、干姜以温通下焦	温经止痛作用较优	血瘀少腹之积块,月经不调,痛经
身痛逐瘀汤		秦艽、羌活、地龙以通络宣痹	通痹止痛力强	瘀血痹阻于经络肢体痹痛,关节疼痛经久不愈

补阳还五汤(《医林改错》)

【方　　歌】补阳还五赤芍芎,归尾通经佐地龙。
　　　　　　四两黄芪为主药,血中瘀滞用桃红。

【组　　成】生黄芪120g,当归尾6g,赤芍4.5g,地龙
　　　　　　3g,川芎3g,红花3g,桃仁3g。

【趣味记忆】黄龙归,赐熊桃花。

【对　　照】黄龙归,赤芍桃花。

【证治方解】

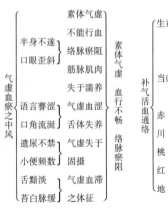

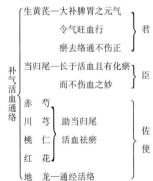

复元活血汤 (《医学发明》)

【方　　歌】复元活血用柴胡,花粉归桃山甲俱。
　　　　　　更益红花大黄草,损伤瘀血酒煎祛。

【组　　成】柴胡 15g,天花粉、当归各 9g,红花、甘
　　　　　　草、穿山甲各 6g,大黄 18g,桃仁 15g。

【趣味记忆】将军穿甲归,胡老添桃花。

【对　　照】将军穿甲归,胡老天桃花。

【证治方解】

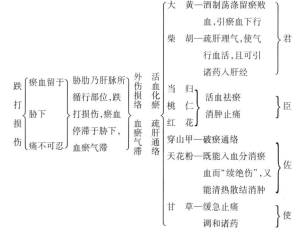

附方比较表:

方名	相同点	不同点			
		组成	病因病机	功用	主治
一贯煎		北沙参、麦冬、生地黄、枸杞子、川楝子	肝肾阴亏,肝失所养,疏泄失常,气滞不行	滋阴之力强,偏于滋养肝肾之阴	肝肾阴虚,肝气不舒证。症见胸脘胁痛,吞酸吐苦,咽干口燥,舌红少津,脉虚弦或细弱,亦治疝气瘕聚
逍遥散	①均有当归②均能疏肝理气③均治胁痛	甘草、茯苓、芍药、白术、柴胡、生姜、薄荷	情志不畅,肝失条达而致肝郁血虚,疏泄失职,气滞不行	疏肝健脾,养血之力强	肝郁血虚脾弱证。症见两胁作痛,头痛目眩,口燥咽干,神疲食少,往来寒热,或月经不调,乳房胀痛,脉弦而虚者
复元活血汤		柴胡、瓜蒌根、红花、甘草、穿山甲、大黄、桃仁	外伤损络,血离经脉,停滞胁下,血瘀气滞,不通则痛	活血祛瘀之力较强	跌打损伤,瘀血留于胁下,痛不可忍

七厘散(《同寿录》)

【方　　歌】七厘散治跌打伤,血竭红花冰麝香。
　　　　　　乳没儿茶朱砂末,外敷内服均见长。

【组　　成】上朱砂 3.6g,真麝香 0.36g,梅花冰片
　　　　　　0.36g,净乳香 4.5g,红花 4.5g,明没药
　　　　　　4.5g,瓜儿血竭 30g,粉口儿茶 7.2g。

【趣味记忆】乳儿要朱红香雪片。

【对　　照】乳儿药朱红香血片。

【证治方解】

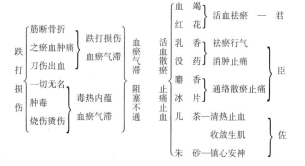

温经汤(《金匮要略》)

【方　　歌】温经汤用萸桂芎,归芍丹皮姜夏冬。
　　　　　　参草益脾胶养血,调经重在暖胞宫。

【组　　成】吴茱萸9g,当归6g,芍药6g,川芎6g,人
　　　　　　参6g,桂枝6g,阿胶6g,牡丹皮6g,生姜
　　　　　　6g,甘草6g,半夏6g,麦冬9g。

【趣味记忆】老将买下穷人浇汁鱼皮当药。

【对　　照】老姜麦夏芎人胶枝萸皮当药。

【证治方解】

冲任虚寒　瘀血阻滞证

漏下不止 月经不调 妇人 久不受孕	冲为血海 任主胞胎 冲任虚寒 瘀血内阻	冲任虚寒 瘀血阻滞 兼阴血不足		温经散寒 养血祛瘀
唇口干燥 入暮发热 手心烦热	新血不安 失血阴伤 瘀血不去 新血不生		
月经或前 或后或经 停不至或 一月再行	冲任虚损 瘀血阻滞 血不循经 或寒凝血 瘀而经脉 不畅		

吴茱萸—散寒止痛
桂　枝—能温经散寒通行血脉　　　　　　　　} 君

当　归 }
川　芎 } 俱入肝经,活血祛瘀　养血调经　} 臣
芍　药

牡丹皮—活血祛瘀,并退虚热
阿　胶—能养肝血而滋肾阴,有养血止血润燥之功
麦　冬—甘苦微寒,养阴清热
人　参 } 益气补中而滋生化之源,气旺血充
甘　草
半　夏—可通降胃气而散结,有助于祛瘀调经
生　姜—温里散寒,与半夏合用,温中和胃　} 佐

甘　草—调和诸药　　　　　　　　　　— 使

附方比较表：

方名	相同点	不同点		
		组成	功用	主治
《《良方》》温经汤	①均含当归、川芎 ②均能温经补虚，化瘀止痛 ③均治月经不调、腹痛等	肉桂、莪术、牡丹皮、人参、牛膝、甘草	温经补虚，化瘀止痛，因有莪术、牛膝，故以活血化瘀、止痛为主	血海虚寒，月经不调，血气凝滞，脐腹疼痛，其脉沉紧
艾附暖宫丸		艾叶、香附、吴茱萸、白芍、黄芪、川续断、生地黄、肉桂	暖宫温经，养血止血，配人参、阿胶、麦冬，故以养血补虚见长	妇人子宫虚冷，带下白淫，面色萎黄，四肢疼痛，倦怠无力，饮食减少，经脉不调，肚腹时痛，久无子息

附方比较表：

方名	病因病机	功用	主治
逍遥散	情志所伤,肝郁血虚脾弱,经行不畅	健脾养血为主,兼以疏肝	月经不调,乳房作胀,两胁作痛,头痛目眩,口燥咽干,神疲食少,或往来寒热,脉弦而虚者
四物汤	冲任损伤,经行不畅,营血亏虚,血行不畅	补血和血	妇人月经不调,量少或经闭不行,脐腹疼痛,面色无华,心悸失眠,头目眩晕,舌淡,脉细弦或细涩
归脾汤	心脾气血两虚,不能固摄冲任	益气补血,健脾养心	妇女崩漏,月经超前,量多色淡,或淋漓不止,苔滑,脉细,心悸怔忡,健忘失眠,盗汗虚热,面色萎黄,食少体倦,苔滑脉细弱
固经丸	阴虚血热,损伤冲任,迫血妄行	滋阴清热为主,兼以止血	经水过期不止,或下血量多,血色深红或紫黑黏稠,手足心热,舌红,脉弦数
固冲汤	脾气虚弱,统摄无权,迫血妄行	益气健脾为主,兼以止血	血崩或月经过多,色淡质稀,心悸气短,腰膝酸软,舌淡脉微弱
温经汤	冲任虚寒,瘀血阻滞,阴血不足	温经散寒,养血祛瘀	漏下不止,月经不调,或前或后,或一月再行,或经停不至而见入暮发热,手足烦热,唇口干燥,亦治妇人久不受孕
胶艾汤	冲任虚损,经行不畅	养血调经为主,兼以止血	崩中漏下,月经过多,淋漓不止,或产后下血不止,或妊娠胞阻,胎漏下血,腹中疼痛

生化汤(《傅青主女科》)

【方　　歌】生化汤宜产后尝,归芎桃草炮姜良。
　　　　　　倘因乳少猪蹄用,通草同煎绝妙方。

【组　　成】全当归24g,川芎9g,桃仁6g,干姜2g,
　　　　　　炙甘草2g。

【趣味记忆】龟熊炒桃酱。

【对　　照】归芎草桃姜。

【证治方解】

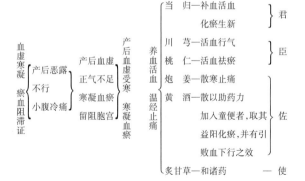

桂枝茯苓丸(《金匮要略》)

【方　　歌】金匮桂枝茯苓丸,桃仁芍药与牡丹。

等分为末蜜丸服,缓消癥块胎可安。

【组　　成】桂枝、茯苓、牡丹皮、桃仁、芍药各 6g。

【趣味记忆】桃符丹药贵。

【对　　照】桃茯丹药桂。

【证治方解】

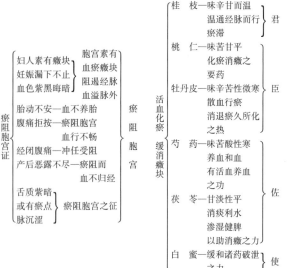

失笑散(《太平惠民和剂局方》)

【方　　歌】失笑灵脂蒲黄同,等量为散酽醋冲,

　　　　　　瘀滞心腹时作痛,祛瘀止痛有奇功。

【组　　成】蒲黄、五灵脂各6g。

【证治方解】

瘀血疼痛证
- 心腹刺痛
- 脘腹疼痛
- 产后恶露不行
- 月经不调
- 少腹急痛

→ 瘀血内停 脉络阻滞 血行不畅

→ 瘀血内停

→ 活血化瘀 散结止痛

五灵脂——甘温,入肝经血分,通利血脉而散瘀血,用治瘀血疼痛（君）

蒲　黄——甘平,入肝经血分,活血止痛,与五灵脂合用活血散结,祛瘀止痛作用增强,可治一切心腹诸痛（臣）

大黄䗪虫丸(《金匮要略》)

【方　　歌】大黄䗪虫芩芍桃,地黄杏草漆蛴螬。
　　　　　　水蛭虻虫和丸服,去瘀生新干血疗。

【组　　成】大黄 7.5g,黄芩 6g,甘草 9g,桃仁 6g,杏
　　　　　　仁 6g,芍药 12g,干地黄 30g,干漆 3g,虻
　　　　　　虫 6g,水蛭 6g,蛴螬 6g,䗪虫 3g。

【趣味记忆】七性二虫要在黄水地淘气。

【对　　照】漆杏二虫药-大黄水草地桃蛴。

【证治方解】

```
                                            ┌大黄—苦寒,泻下攻积
                                            │      活血祛瘀        ┐君
                                            │䗪虫—咸寒,破血祛瘀   ┘
                                            │桃仁、干漆—破血通络   ┐臣
                                            │水蛭、虻虫—攻逐血瘀   ┘
        ┌形体羸瘦     ┌五劳虚极, ┌五      │杏仁—开宣肺气,润肠
        │腹满不能饮食 │经络营卫   │劳      │      通便,通利气机
五劳   ─┤肌肤甲错    ─┤俱虚,血脉 ─┤虚  活  ┤干地黄、芍药—滋养阴血
虚极    │两目黯黑     │凝涩,日久  │损  血  │      使破血而
        └            └结成"干血" │血  消  │      不伤血         ┐佐
                        所致      │脉  癥  │黄芩—清瘀久所化之热  │使
                                  └凝  祛  │甘草、白蜜—益气缓中  │
                                     涩  瘀 │      调和诸药       │
                                         生 │以酒饮服—活血以行    │
                                         新 └      药力          ┘
```

第二节　止血剂

十灰散（《十药神书》）

【方　　歌】十灰散用十般灰，柏茅茜荷丹棕煨。
　　　　　　二蓟栀黄各炒黑，上部出血势能摧。

【组　　成】大蓟、小蓟、荷叶、侧柏叶、茅根、茜根、
　　　　　　栀子、大黄、牡丹皮、棕榈皮各9g。

【趣味记忆】大鸡小鸡总白毛，蛋黄值何钱？

【对　　照】大蓟小蓟棕柏茅，丹黄栀荷茜？

【证治方解】

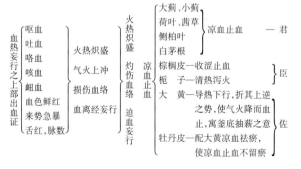

咳血方(《丹溪心法》)

【方　　歌】咳血方中诃子收,栝蒌海石黑栀投。
　　　　　　青黛蜜丸口嚼化,咳痰嗽血服之瘳。

【组　　成】青黛6g,瓜蒌仁9g,诃子6g,海粉9g,栀子9g。

【趣味记忆】青瓜子,粉诃子。

【对　　照】青瓜栀,粉诃子。

【证治方解】

```
                    木火刑金                    青  黛—一味咸性寒,清泻肝
       咳嗽痰稠      肺津受灼       肝火                经实火而凉血  ┐
       带血          为痰,清肃     犯肺    清肝        栀  子—苦寒,入心肝肺经   │君
       咯吐不爽      之令失司               宁肺        有泻火除烦、凉血
 肝                                         凉血        之功          ┘
 火     心烦易怒                    肝火    止血
 犯     胸胁作痛      肝火扰心       扰心                瓜蒌仁—甘寒入肺,清热   ┐
 肺     咽干口苦      灼津伤络       灼伤                化痰,润肺止咳  │臣
 之     颊赤便秘                    肺络                海  粉—咸平入肺,清金   ┘
 咳                                                     降火,软坚化痰
 血     舌红苔黄                    火热                诃  子—苦涩性平,入肺   ┐
 证     脉弦数        火热之征       之征                与大肠经,清热  │佐
                                                       下气,敛肺化痰  ┘
```

小蓟饮子(《济生方》,录自《玉机微义》)

【方　　歌】小蓟饮子藕蒲黄,滑石木通生地襄。
　　　　　　归草黑栀淡竹叶,血淋热结服之良。

【组　　成】生地黄、小蓟、滑石、木通、蒲黄、藕节、
　　　　　　淡竹叶、当归、栀子、甘草各9g。

【趣味记忆】三黄鸡通夜滑草地,偶归。

【对　　照】山黄蓟通叶滑草地,藕归。

【证治方解】

槐花散(《普济本事方》)

【方　　　歌】槐花散用治肠风，侧柏黑荆枳壳充。
　　　　　　　为末等分米饮下，宽肠凉血逐风功。

【组　　　成】槐花、柏叶、荆芥穗、枳壳各9g。

【趣味记忆】槐花摆穗子。

【对　　　照】槐花柏穗枳。

【证治方解】

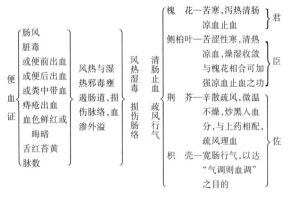

黄土汤(《金匮要略》)

【方　　歌】黄土汤中芩地黄,术附阿胶甘草尝。

温阳健脾能摄血,便血崩漏服之康。

【组　　成】甘草、干地黄、白术、附子、阿胶、黄芩各

9g,灶心黄土 30g。

【趣味记忆】父子交黄土地租,勤除草。

【对　　照】附子胶黄土地术,芩-草。

【证治方解】

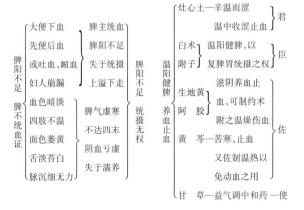

附方比较表：

方名	相同点	不同点			
		组成	病因病机	功用	主治
槐花散	均能治疗便血	槐花、侧柏叶、荆芥穗、枳壳	风热与湿热毒邪壅遏肠道，损伤脉络血渗外溢	善于清肠疏风	肠风脏毒下血，或便前出血以及痔疮出血，血色鲜红或晦暗
黄土汤		甘草、干地黄、白术、附子、阿胶、黄芩、灶心黄土	脾主统血由于劳倦饮食不当等导致脾阳受损，失于统摄血上溢下走	善于温阳健脾	阳虚便血，大便下血，先便后血，或吐血、衄血，以及妇人崩漏，血色暗淡，四肢不温，面色萎黄，舌淡苔白，脉沉细无力

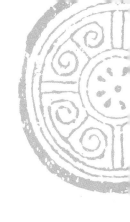

第十四章　治风剂

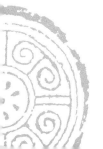

第一节　疏散外风剂

川芎茶调散(《太平惠民和剂局方》)

【方　　歌】川芎茶调散荆防,辛芷薄荷甘草羌。
风药上升茶略降,正偏头痛悉能康。

【组　　成】薄荷叶 12g,川芎、荆芥 12g,细辛 3g,防
风 4.5g,白芷、羌活、甘草各 6g。

【趣味记忆】草熊有戒心,防驳壳枪子。

【对　　照】草芎—芥辛,防薄荷羌芷。

【证治方解】

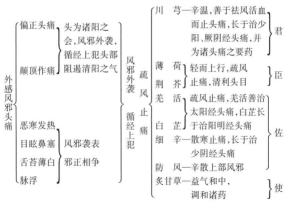

大秦艽汤（《素问病机气宜保命集》）

【方　　歌】大秦艽汤羌独防，芎芷辛芩二地黄。
　　　　　　石膏归芍苓甘术，风邪散见可通尝。

【组　　成】秦艽 9g，川芎、独活、当归、白芍、石膏、甘
　　　　　　草各 6g，羌活、防风、白芷、黄芩、白术、茯
　　　　　　苓、生地黄、熟地黄各 3g，细辛 1.5g。

【趣味记忆】川胶二弟信访归，甘服三白二活黄芩膏。

【对　　照】芎艽生熟细防归，甘茯三白二活黄芩膏。

【证治方解】

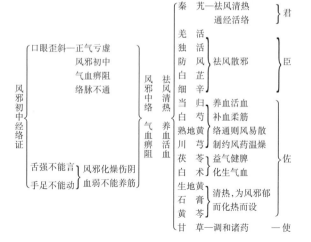

附方比较表：

方名	相同点	不同点			
		组成	病因病机	功用	主治
大秦艽汤	①主证均治手足运动不利、语言不利之证②均由正气亏虚而起	秦艽、川芎、独活、当归、白芍、石膏、甘草、羌活、防风、白芷、黄芩、白术、茯苓、生地黄、熟地黄、细辛	正气亏虚，风邪入中，气血痹阻，脉络不通	以祛风通络为主	手足不能运动，口眼歪斜，舌强不能言，风邪散见，不拘一经者
补阳还五汤		黄芪、赤芍、当归尾、地龙、川芎、红花、桃仁	素体气虚，不能行血，脉络瘀阻，筋脉肌肉，失于濡养	以补气活血通络为主	半身不遂，口眼歪斜，语言謇涩，口角流涎，小便频数或遗尿不禁，舌黯淡苔白，脉缓

消风散（《外科正宗》）

【方　　歌】消风散内有荆防,蝉蜕胡麻苦参苍。
　　　　　　知膏蒡通归地草,风疹湿疹服之康。

【组　　成】荆芥、防风、蝉蜕、胡麻仁、苦参、苍术、
　　　　　　知母、石膏、当归、生地黄、牛蒡子各
　　　　　　6g,木通、甘草各3g。

【趣味记忆】石母归地炒麻,牛通叔借苦参防蝉。

【对　　照】石母归地草麻,牛通术芥苦参防蝉。

【证治方解】

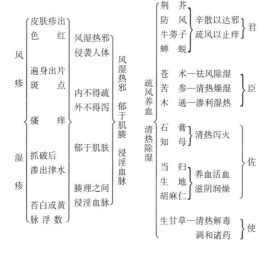

牵正散(《杨氏家藏方》)

【方　　歌】牵正散治口眼斜,白附僵蚕酒全蝎。
　　　　　　祛风化痰又止痉,风中经络服之瘥。

【组　　成】白附子、白僵蚕各 5g,全蝎 5g,热酒。

【趣味记忆】馋服全蝎酒。

【对　　照】蚕附全蝎酒。

【证治方解】

太阳外中于风
阳明内蓄痰浊
风痰循经阻于
面经络，则经
隧不利筋肉失
养，故不用而缓
无邪之处，气血
运行通常，筋肉
相对而急缓者为
急者牵引，故口
眼歪斜

风痰阻于头面经络所致口眼歪斜

风痰阻于头面经络

祛风化痰 通络止痉

白附子—祛风化痰
善治头面之风 〉君

全　蝎 祛风止痉
全蝎长于通络
僵　蚕 僵蚕并有化痰作用 〉臣

热　酒—调服可以宣通血脉
并能引药入络
直达病所 〉佐使

小活络丹(《太平惠民和剂局方》)

【方　　歌】小活络丹用南星,二乌乳没地龙并。
　　　　　　祛风除湿通经络,风寒湿邪痹在经。

【组　　成】川乌、草乌、天南星、地龙各 6g,乳香、没
　　　　　　药各 5g。

【趣味记忆】汝弟没要南二屋。

【对　　照】乳地没药南川乌草乌。

【证治方解】

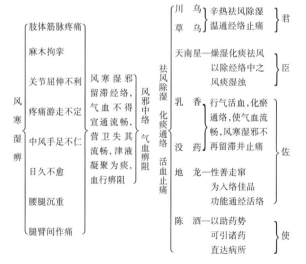

玉真散(《外科正宗》)

【方　　歌】玉真散治破伤风,牙关紧急体张弓。
　　　　　　星麻白附羌防芷,祛风定搐效力宏。

【组　　成】天南星、防风、白芷、天麻、羌活、白附子
　　　　　　各 6g

【趣味记忆】白妈只枪南风。

【对　　照】白麻芷羌南风。

【证治方解】

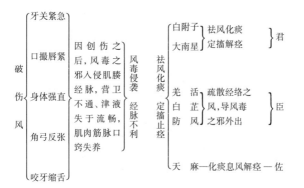

第二节 平息内风剂

羚角钩藤汤(《通俗伤寒论》)

【方　　歌】羚角钩藤茯菊桑,贝草竹茹芍地黄。
　　　　　　热盛不退生风证,凉肝熄风增液康。

【组　　成】羚羊角 4.5g,双钩藤 9g,霜桑叶 6g,滁
　　　　　　菊花 9g,川贝母 12g,茯神木 9g,鲜生
　　　　　　地黄 15g,淡竹茹 15g,生甘草 3g,白芍
　　　　　　药 9g。

【趣味记忆】猪背炒钩藤,要令弟服桑菊。

【对　　照】竹贝草钩藤,药苓地茯桑菊。

【证治方解】

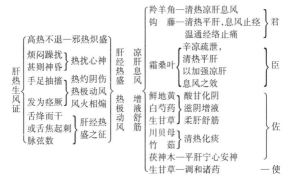

镇肝熄风汤(《医学衷中参西录》)

【方　　歌】镇肝熄风芍天冬,玄参牡蛎赭茵供。
　　　　　　麦龟犀草龙川楝,肝风内动有奇功。

【组　　成】玄参 15g,生龟板 15g,生麦芽 6g,甘草
　　　　　　4.5g,生杭芍 15g,生龙骨 15g,生牡蛎
　　　　　　15g,生赭石 30g,茵陈 6g,怀牛膝 30g,
　　　　　　天冬 15g,川楝子 6g。

【趣味记忆】练牛者因要升天,干母卖古龟。

【对　　照】楝牛赭茵药参天,甘牡麦骨龟。

【证治方解】

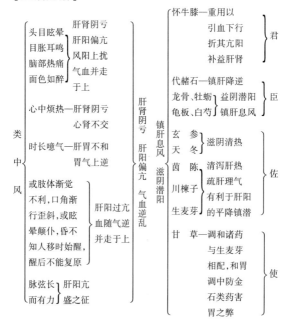

天麻钩藤饮(《中医内科杂病证治新义》)

【方　　歌】天麻钩藤石决明,杜仲牛膝桑寄生。
　　　　　　栀子黄芩益母草,茯神夜交安神宁。

【组　　成】天麻 9g,钩藤 12g,石决明 18g,川牛膝
　　　　　　12g,杜仲、桑寄生、栀子、黄芩、益母草、
　　　　　　朱茯神、夜交藤各 9g。

【趣味记忆】医生明知肿疼七天,服神牛角。

【对　　照】益生明栀仲藤芩天,茯神牛交。

【证治方解】

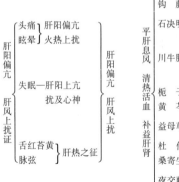
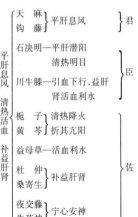

大定风珠(《温病条辨》)

【方　　歌】大定风珠鸡子黄,胶芍三甲五味裹。
　　　　　　麦冬生地麻仁草,滋阴熄风是妙方。

【组　　成】生白芍 18g,阿胶 9g,生龟板 12g,干地
　　　　　　黄 18g,火麻仁 6g,五味子 6g,生牡蛎
　　　　　　12g,麦冬 18g,炙甘草 12g,鸡子黄 2 个,
　　　　　　鳖甲 12g。

【趣味记忆】黄五嫂麻利卖鳖甲,叫板干弟

【对　　照】黄五芍麻蛎麦鳖甲,胶板甘地

【证治方解】

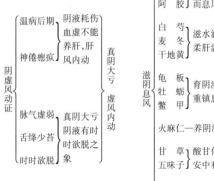

附方比较表：

方名	相同点	不同点		
		病机	功用	主治
羚角钩藤汤	①均治肝风内动症见有手足抽搐，发为痉厥 ②均由热邪伤阴 ③功效均有滋阴息风之作用	温病极期热盛动风	凉肝息风之力较强，且滋液舒筋	肝热生风证。症见高热不退，烦闷躁扰，手足抽搐，发为痉厥，舌绛而干或舌焦起刺，脉弦数
镇肝熄风汤		肝肾阴虚肝阳上亢阳亢化风	镇肝息风潜阳平肝之力强	类中风。症见头目眩晕，脑部热痛，面色如醉，半身不遂，目胀耳鸣，脉弦长有力
大定风珠		温邪久羁真阴大亏水不涵木阴虚动风	滋阴息风之力强	阴虚动风证。症见神倦瘛疭，脉气虚弱，舌绛苔少，有时时欲脱之势

注解:阴虚、阳亢、热盛是导致风证的主要原因，前两者偏虚，后者偏实。方证对应来看，阴虚致瘛疭，筋脉不舒，以滋阴息风的大定风珠治之;阴虚阴不敛阳，导致肝阳上亢，出现头目眩晕，半身不遂，目胀耳鸣者，以镇肝潜阳的镇肝熄风汤治之;热极动风以高热为主要表现，伴随烦闷、手足抽搐、痉厥等实热证。

阿胶鸡子黄汤(《通俗伤寒论》)

【方　　歌】阿胶鸡子黄汤好,地芍钩藤牡蛎草。
　　　　　　决明茯神络石藤,阴虚动风此方保。

【组　　成】生阿胶(烊冲)6g,生白芍 9g,石决明
　　　　　　15g,双钩藤 6g,生地黄 12g,清炙草 2g,
　　　　　　生牡蛎 12g,络石藤 9g,茯神木 12g,鸡
　　　　　　子黄(先煎带水)2 个。

【趣味记忆】哥弟决定食神炒黄焦牡蛎。

【对　　照】钩地决—石神草黄胶牡蛎。

【证治解解】

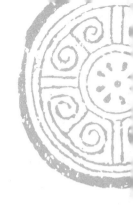

第十五章　治燥剂

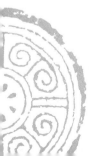

第一节 轻宣外燥剂

杏苏散(《温病条辨》)

【方　　歌】杏苏散内夏陈前,枳桔苓草姜枣研。
　　　　　　清宣温润治凉燥,咳止痰化病自瘥。

【组　　成】紫苏叶9g,杏仁9g,半夏9g,茯苓9g,橘
　　　　　　皮9g,前胡9g,苦桔梗6g,枳壳6g,甘草
　　　　　　3g,生姜3片,大枣3枚。

【趣味记忆】陈叔将找伴借钱,只服甘草杏。

【对　　照】陈苏姜枣半桔前,枳茯甘草杏。

【证治方解】

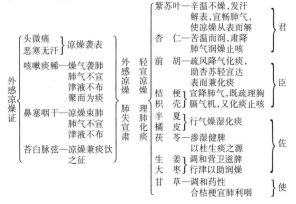

桑杏汤(《温病条辨》)

【方　　歌】桑杏汤中象贝宜,沙参栀豉与梨皮。

干咳鼻燥右脉大,辛凉甘润燥能医。

【组　　成】桑叶 3g,杏仁 4.5g,川贝母 3g,沙参 6g,

栀子 3g,香豉 3g,梨皮 3g。

【趣味记忆】傻子离母都伤人。

【对　　照】沙栀梨母豆桑仁。

【证治方解】

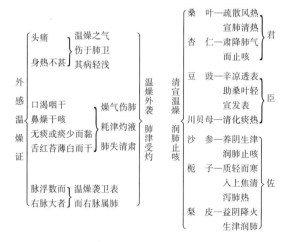

附方比较表：

方名	相同点	不同点			
		组成	病因病机	功用	主治
杏苏散	①均治燥邪伤肺之轻证 ②组成特点：均以轻宣质润之品为主	以辛温轻宣质润之品，而组成属苦温甘辛之法	凉燥袭肺，肺气不宣，津液不布	以温宣凉燥，理气化痰为主	外感凉燥证。症见头微痛，无汗、咳嗽、痰稀、鼻塞咽干，苔白脉弦
桑杏汤		以辛凉甘润质轻之药组成，属于辛凉甘润之法	秋感温燥伤于肺卫，耗津灼液	以轻宣温燥，凉润肺金为主	外感温燥证。症见头痛，身热不甚，口渴咽干鼻燥，干咳无痰，或痰少而黏，舌红苔薄白而干，脉浮数而右脉大者

清燥救肺汤（《医门法律》）

【方　　歌】清燥救肺参草杷,石膏胶杏麦胡麻。
　　　　　　清燥润肺冬桑叶,温燥伤肺效堪夸。

【组　　成】人参2g,甘草3g,枇杷叶3g,桑叶9g,石
　　　　　　膏7.5g,阿胶2.5g,杏仁2g,麦冬3.5g,
　　　　　　胡麻仁3g。

【趣味记忆】爸妈卖桑叶,教高人炒杏仁。

【对　　照】杷麻麦桑叶,胶膏人草杏仁。

【证治解解】

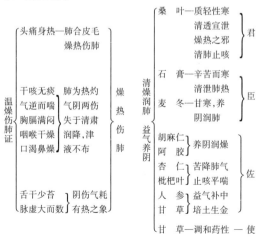

附方比较表：

方名	相同点	不同点			
		病因病机	方义	功用	主治
桑杏汤	①均含桑叶 ②均治温燥伤肺之证	温燥外袭,肺津受灼之轻证	香豉辛凉解表,助桑叶轻宣透热,栀子质轻入上焦,清泄肺热	轻宣温燥之重在宣润	外感温燥之轻证
清燥救肺汤		燥热伤肺,气阴两伤之重证	胡麻仁、阿胶养阴润肺,麦冬养阴润肺,杏仁、枇杷叶降泄肺气	以润降肺气为主	温燥伤肺之重证
沙参麦冬汤		燥伤肺胃阴分	玉竹、扁豆、天花粉滋养肺胃之阴;沙参、桑叶润肺清热	以滋养肺胃之阴为主	温燥外袭,肺胃阴伤之证

第二节　滋润内燥剂

麦门冬汤(《金匮要略》)

【方　　歌】麦门冬汤用人参,枣草粳米半夏存。
　　　　　　肺痿咳逆因虚火,益胃生津此方珍。

【组　　成】麦冬 42g,人参 9g,半夏 6g,粳米 6g,大
　　　　　　枣 4 枚,甘草 6g。

【趣味记忆】冬枣干净吓人。

【对　　照】冬枣甘粳夏人。

【证治方解】

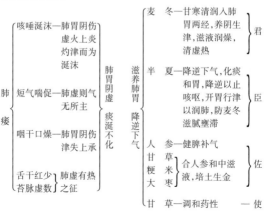

养阴清肺汤(《重楼玉钥》)

【方　　歌】养阴清肺是妙方,玄参草芍麦地黄。
薄荷贝母丹皮入,时疫白喉急煎尝。

【组　　成】玄参 5g,生地黄 6g,麦冬 4g,生甘草 2g,
炒白芍 3g,薄荷 2g,川贝母 3g,牡丹皮
3g。

【趣味记忆】和珅在草地卖白牡丹。

【对　　照】荷参草地麦白母丹。

【证治方解】

阴虚肺燥之白喉	喉间起白如腐不易拭去 喉咙肿痛 鼻干唇燥 咳或不咳 似喘非喘 脉无力或细数	喉为肺系 肾脉夹咽 系舌本 肺肾阴虚 虚火上炎 复感疫毒 上犯而病	素体阴虚蕴热复感疫毒	养阴清肺 解毒利咽

生地黄—滋肾水而救肺燥 清热凉血而解疫毒	}	君
玄　参—清热解毒散结 麦　冬—润肺清热 益胃生津	}	臣
牡丹皮—凉血活血消肿 白　芍—敛阴和营泻热 川贝母—润肺化痰散结 薄　荷—辛凉而散 宣利咽喉	}	佐
生甘草—泻火解毒 调和药性	}	使

百合固金汤(《慎斋遗书》)

【方　　歌】百合固金二地黄,玄参贝母桔甘藏。
　　　　　　麦冬芍药当归配,喘咳痰血肺家伤。

【组　　成】熟地黄、生地黄、当归身各 9g,白芍、甘
　　　　　　草各 3g,桔梗、玄参各 3g,川贝母、麦
　　　　　　冬、百合 12g。

【趣味记忆】百合固金归元,桔麦二地白老母。

【对　　照】百合固金归玄,桔麦二地白佬母。

【证治方解】

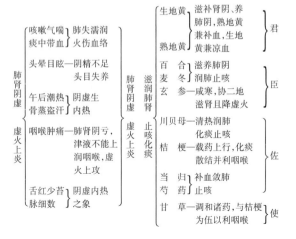

琼玉膏（申帖翁方，录自《洪氏集验方》）

【方　　歌】琼玉膏中生地黄，人参茯苓白蜜尝。

肺肾阴亏痨瘵病，滋阴润肺效力彰。

【组　　成】人参 6g，生地黄 30g，白茯苓 12g，白蜜
20g。

【趣味记忆】迷人的妇人。

【对　　照】蜜人地茯人。

【证治方解】

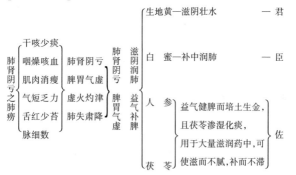

附方比较表：

方名	病因病机	功用	主治
大补阴丸	肝肾阴亏,虚火上炎,木火刑金,损伤肺络	滋阴降火	阴虚火旺证。症见咳嗽咯血,盗汗,遗精,骨蒸潮热,心烦易怒,足膝痛热
补肺阿胶汤	阴虚有热,津液被灼,肺失宣肃,咳伤肺络	养阴补肺,镇咳止血	小儿肺虚有热证,咳嗽气喘,痰中带血,咽喉干燥,喉中有声,舌红少苔脉细数
咳血方	肝火灼肺,肺络受损,血液外溢	清肝宁肺,凉血止血	肝火犯肺之咳血证。症见咳嗽痰稠带血,痰质黏稠,心烦易怒,胸胁作痛,咽干口苦,颊赤便秘,舌红苔黄,脉弦数
十灰散	火热炽盛,灼伤肺络,迫血妄行	凉血止血	血热妄行。症见呕血,吐血,咯血,嗽血
百合固金汤	肺肾阴虚,虚火上炎,咳伤肺络	滋阴保肺,化痰止咳	肺肾阴亏,虚火上炎证。症见咳嗽气喘,痰中带血,咽喉燥痛,头目晕眩,午后潮热
琼玉膏	肺痨久病,肺肾阴亏,脾胃气虚,虚火灼络	滋阴润肺,益气补脾	肺痨。症见干咳少痰,咽燥咯血肌肉消瘦,气短乏力,舌红少苔,脉细数

玉液汤(《医学衷中参西录》)

【方　　歌】玉液山药芪葛根，花粉知味鸡内金。

　　　　　　消渴口干溲多数，补脾固肾益气阴。

【组　　成】生山药 30g，生黄芪 15g，葛根 5g，天花

　　　　　　粉 9g，知母 18g，五味子 9g，鸡内金 6g。

【趣味记忆】黄哥要花粉喂母鸡。

【对　　照】黄葛药花粉味母鸡。

【证治方解】

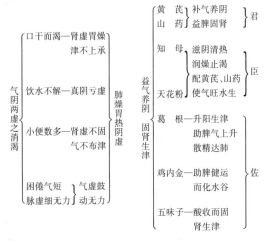

增液汤（《温病条辨》）

【方　　歌】增液玄参与地冬,热病津枯便不通。
　　　　　　补药之力作泻剂,非但重用不为功。

【组　　成】玄参 30g,生地黄 24g,麦冬 24g。

【趣味记忆】玄生卖地。

【对　　照】玄参麦地。

【证治方解】

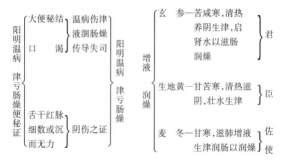

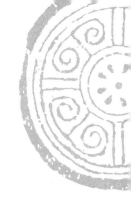

第十六章　祛湿剂

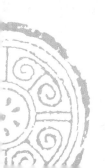

第一节 化湿和胃剂

平胃散(《太平惠民和剂局方》)

【方　　歌】平胃散用朴陈皮,苍术甘草姜枣齐。

　　　　　　燥湿运脾除胀满,调胃和中此方宜。

【组　　成】苍术 12g,厚朴 9g,陈皮 6g,甘草 3g。

【趣味记忆】破竹竿沉。

【对　　照】朴术甘陈。

【证治方解】

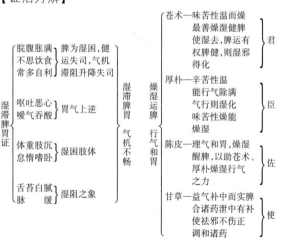

附方比较表:

方名	病因病机	功用	主治
理中丸	中虚有寒,不能运化升降失司,清浊相干	温中祛寒,补气健脾	①脾胃虚寒证:痛、利、吐、满。②阳虚失血。③小儿慢惊。④病后喜唾涎沫。⑤霍乱吐泻。⑥胸痹等中焦脾胃虚寒所致者。
参苓白术散	脾胃气虚,湿自内生	益气健脾,渗湿止泻	脾虚夹湿证。症见饮食不化,胸脘痞闷,肠鸣泄泻,四肢乏力,形体消瘦,面色萎黄,舌淡苔白腻,脉虚缓
厚朴温中汤	寒湿困脾,气机阻滞	温中行气,燥湿除满	寒湿气滞证。症见脘腹胀满或疼痛,不思饮食,舌苔白腻,脉沉弦
四君子汤	脾胃气虚,纳运乏力	益气健脾	脾胃气虚证。症见面色萎白,语声低微,气短乏力,食少便溏,舌淡苔白,脉虚弱

藿香正气散 （《太平惠民和剂局方》）

【方　　歌】藿香正气大腹苏,甘桔陈苓术朴俱。
　　　　　　夏曲白芷加姜枣,风寒暑湿岚瘴驱。

【组　　成】藿香 9g,大腹皮 3g,紫苏子 3g,半夏曲
　　　　　　6g,白芷 3g,白术 6g,厚朴 6g ,陈皮 6g,
　　　　　　甘草 6g,苦桔梗 6g,茯苓 3g。

【趣味记忆】陈叔扶竹竿娶香姐,剖腹早生子。

【对　　照】陈苏茯术甘曲香桔,朴腹枣生芷。

【证治方解】

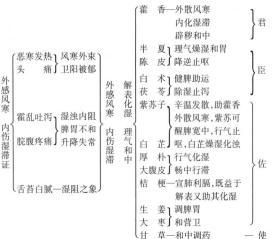

附方比较表：

方名	相同点	不同点		
		组成	功用	主治
平胃散	①都有陈皮、厚朴、甘草 ②都能祛湿理气和中 ③都治疗湿邪阻滞脾胃气机不畅 ④都有脘腹胀满、呕吐之症状	苍术	燥湿运脾，理气和胃，燥湿之力较强	湿滞脾胃证。症见脘腹胀满，不思饮食，恶心呕吐，嗳气吞酸，肢体沉重，常多自利，舌苔白腻而厚，脉缓
藿香正气散		大腹皮、紫苏子、白芷、茯苓、白术、半夏曲、桔梗、藿香	解表化湿，理气和中，化湿邪之力强，并能解表	外感风寒，内伤湿滞证。症见霍乱吐泻，恶寒发热，头痛，脘腹疼痛，舌苔白腻以及山岚瘴疟等

第二节 清热祛湿剂

茵陈蒿汤 (《伤寒论》)

【方　　歌】茵陈蒿汤治阳黄,栀子大黄组成方。
　　　　　　湿热蕴结在肝胆,清热利湿退黄良。

【组　　成】茵陈 18g,栀子 12g,大黄 6g。

【趣味记忆】黄纸好。

【对　　照】黄栀蒿。

【证治方解】

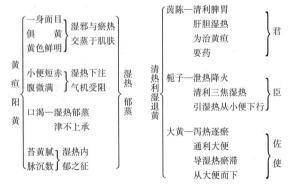

附方比较表：

方名	相同点	不同点		
		组成	功用	主治
茵陈蒿汤	①均含茵陈 ②均能治疗黄疸	栀子、大黄	清热利湿，清热与利湿并重	湿热黄疸。症见一身面目俱黄，黄色鲜明，腹微满，口中渴溲赤
栀子柏皮汤		栀子、甘草、黄柏	清热之力大于利湿	伤寒身热发黄，黄色鲜明
茵陈四逆汤		干姜、甘草、附子	温阳利湿退黄	阴黄证。症见黄色晦暗，皮肤冷，背恶寒，手足不温，身体沉重，神倦食少，脉沉细无力

八正散 (《太平惠民和剂局方》)

【方　　歌】八正木通与车前,萹蓄大黄滑石研。
　　　　　　草梢瞿麦兼栀子,煎加灯草痛淋蠲。

【组　　成】车前子、瞿麦、萹蓄、滑石、木通、栀子、
　　　　　　甘草、大黄各9g。

【趣味记忆】黄木车滑草,只等编剧。

【对　　照】黄木车滑草,栀灯萹瞿。

【证治方解】

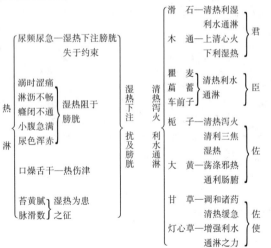

附方比较表：

方名	相同点	不同点		
		组成	功用	主治
八正散	①均有栀子 ②均能清热利水通淋 ③均能治湿热蕴结膀胱之湿热淋证	车前子、瞿麦、萹蓄、滑石、甘草、木通、大黄、灯心草	清热泻火，利水通淋，重在清热通淋	湿热淋证。症见尿频尿急，溺时涩痛，淋沥不畅，尿色浑赤，甚则癃闭不通，小腹急满，口燥咽干，舌苔黄腻，脉滑数
五淋散		赤茯苓、当归、生甘草、赤芍	清热凉血，利水通淋，重在清热凉血	湿热血淋。症见尿如豆汁，溺时涩痛，或溲如砂石，脐腹疼痛

三仁汤 (《温病条辨》)

【方　　歌】三仁杏蔻薏苡仁,朴夏白通滑竹伦。
　　　　　　水用甘澜扬百遍,湿温初起法堪遵。

【组　　成】杏仁 15g、白蔻仁 6g、薏苡仁 18g、厚朴
　　　　　　6g、半夏 10g、白通草 6g、飞滑石 18g、
　　　　　　竹叶 6g。

【趣味记忆】三人滑草,足下破。

【对　　照】三仁滑草,竹夏朴。

【证治方解】

```
                                      ┌ 滑  石—清热利湿而 ┐
                                      │          解暑      ├ 君
                                      │ 杏  仁—宣利上焦肺气 ┘
                                      │        肺主一身之气
           ┌头痛恶寒┐卫阳为湿          │        气化则湿亦化
           │身重疼痛├邪所阻遏          │ 白蔻仁—芳香化湿   ┐
  湿        │        ┘         ┐      宣 │        利气宽胸   │
  温        │                   │湿    畅 │        畅中焦之脾气 │
  初        │                   │温    气 │ 薏苡仁—淡渗利湿以健脾 ├ 臣
  起        │午后身热—湿为阴邪   │初    机 │        使湿热从下焦 │
  或        │        湿遏热伏   │起   清 │        而去          ┘
  暑        │                   ┤     利 │
  温        │                   │邪    湿 │
  夹        │胸闷不饥—湿阻气机   │在    热 │
  湿        │                   │气     │
   湿       │                   │分    │ 白通草┐甘寒淡渗,助清 ┐
   重       │                   ┘     │ 竹  叶┘利湿热之力      │
   于       │面色淡黄┐          ┐      │ 半  夏┐行气除满        ├ 佐
   热       │苔白不渴├湿邪为病  │      │      ┤化湿和胃        │
   证       └脉弦细而濡┘之象    ┘      └ 厚  朴┘助理气除湿      ┘
```

甘露消毒丹 (《医效秘传》)

【方　　歌】甘露消毒蔻藿香,茵陈滑石木通菖。
　　　　　　芩翘贝母射干薄,湿温时疫是主方。

【组　　成】飞滑石 15g,绵茵陈 11g,黄芩 10g,连翘 4g,川贝母 5g,射干 4g,薄荷 4g,木通 5g,石菖蒲 6g,白豆蔻 4g,藿香 4g。

【趣味记忆】秦香莲被射中,花和尚都沉痛。

【对　　照】芩香连贝射-,滑荷菖豆陈通。

【证治方解】

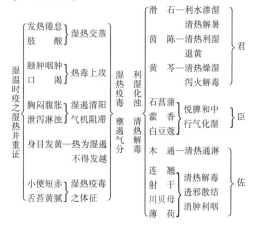

连朴饮（《霍乱论》）

【方　　歌】连朴饮内用香豉,菖蒲半夏焦山栀。
　　　　　　芦根厚朴黄连入,湿热霍乱此方施。

【组　　成】川黄连 3g,厚朴(制)6g,石菖蒲 3g,香
　　　　　　豉(炒)9g,半夏(制)3g ,芦根 60g ,栀
　　　　　　子(焦)9g。

【趣味记忆】廉颇都知如此伴唱。

【对　　照】连朴豆栀芦豉半菖。

【证治方解】

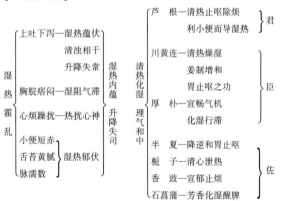

附方比较表：

方名	相同点	不同点		
		病因病机	功用	主治
连朴饮	①均有半夏、川黄连、焦栀②均能清利湿热③均治湿热霍乱之吐泻	内伤饮食，外感湿浊，脾胃升降失常	重用芦根伍以黄连、半夏、石菖蒲、厚朴，偏于和胃止呕，治霍乱呕吐	霍乱吐泻，胸脘痞闷，心烦躁扰，小便短赤，舌苔黄腻脉滑之湿热霍乱
蚕矢汤		霍乱吐泻伤津，筋脉失养	配以木瓜、薏苡仁祛湿舒筋，主治霍乱转筋	湿热霍乱，吐泻转筋，口渴烦躁，舌苔黄厚而干，脉濡数

当归拈痛汤 (《医学启源》)

【方　　歌】当归拈痛羌防升,猪泽黄芩葛茵陈。
　　　　　　二术知苦人参草,疮疡湿热服皆应。

【组　　成】当归身9g,羌活15g,防风9g,升麻6g,
　　　　　　人参6g,知母、黄芩各9g,苍术6g,白术
　　　　　　4.5g,苦参6g ,炙甘草15g ,葛根6g ,泽
　　　　　　泻9g, 茵陈15g ,猪苓9g。

【趣味记忆】当谢诸葛之少放枪,臣生擒二猪身。

【对　　照】当泻猪葛知草防羌,陈升芩二术参。

【证治方解】

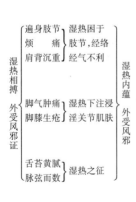

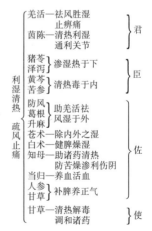

二妙散(《丹溪心法》)

【方　　歌】二妙散中苍柏兼,若云三妙牛膝添。
　　　　　　四妙苡仁再加入,湿热清除痿痹痊。

【组　　成】苍术 15g,黄柏 15g。

【证治方解】

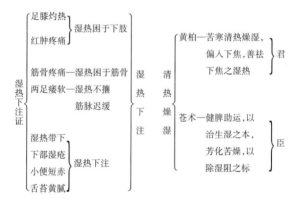

第三节　利水渗湿剂

五苓散（《伤寒论》）

【方　　歌】五苓散治太阳府,泽泻白术与二苓。

温阳化气添桂枝,利便解表治水停。

【组　　成】猪苓 9g,泽泻 15g,白术 9g,桂枝 6g,茯
苓 9g。

【趣味记忆】择白蜘蛛服。

【对　　照】泽白枝猪茯。

【证治方解】

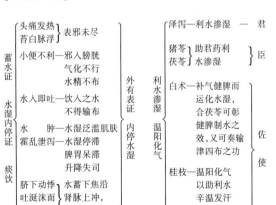

附方比较表：

方名	组成	功用	主治
四苓散	五苓散去桂枝	利水渗湿	内伤饮食有湿,小便短小,大便溏泄
茵陈五苓散	五苓散加茵陈	利湿清热,退黄疸	湿热黄疸,湿多热少,小便不利等证
胃苓汤	五苓散合平胃散	祛湿和胃,行气利水	①夏秋之间,脾胃伤冷 ②水谷不分,泄泻不止

猪苓汤(《伤寒论》)

【方　　歌】猪苓汤用猪茯苓，泽泻滑石阿胶并。
　　　　　　小便不利兼烦渴，利水养阴热亦平。
【组　　成】猪苓、泽泻、滑石、阿胶、茯苓各 9g。
【趣味记忆】谢玲玲滑跤。
【对　　照】泻苓苓滑胶。
【证治方解】

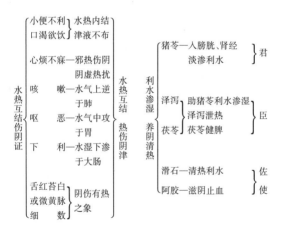

附方比较表：

方名	相同点	不同点			
		组成	病因病机	功用	主治
五苓散	①组成均有猪苓、茯苓、泽泻 ②功用均能利水渗湿 ③均治小便不利	白术、桂枝	表邪未解，内传太阳之腑，膀胱气化不利	利水渗湿，温阳化气	① 蓄水证。症见小便不利，头痛微热，烦渴欲饮，饮入即吐，苔白脉浮。② 水湿内停证。症见水肿、泄泻、小便不利、霍乱；痰饮；脐下动悸，吐涎沫而头眩，或短气而咳者
猪苓汤		阿胶、滑石	伤寒之邪入里化热，水热互结热伤阴津	利水，清热，养阴	水热互结证。症见小便不利，发热，口渴欲饮或心烦不寐，或兼有咳嗽、呕恶下利等舌红苔白或微黄脉细数

治淋方比较表：

方名	功用	主治	病因病机	主治
导赤散	清心，养阴，利水	心经火热证	心经热盛，下移小肠	心胸烦闷，口渴面赤，意欲冷饮，口舌生疮，小便赤涩热痛，舌红脉数
小蓟饮子	凉血止血，利水通淋	血淋，尿血	下焦瘀热，热聚膀胱，损伤血络	尿中带血，小便频数，赤涩热痛，舌红，脉数
八正散	清热泻火，利水通淋	湿热淋证	湿热下注膀胱	尿频尿急，溺时涩痛，尿色浑赤，甚则癃闭不通，小腹急满，口燥咽干，舌苔黄腻，脉滑数
猪苓汤	利水渗湿，养阴清热	水热互结伤阴证	水热互结，热伤阴津	小便不利，发热，口渴欲饮，或心烦不寐，兼咳嗽，或呕吐或下利，舌红苔白或微黄，脉细数

防己黄芪汤(《金匮要略》)

【方　　歌】防己黄芪金匮方,白术甘草枣生姜。
　　　　　　汗出恶风兼身重,表虚湿盛服之康。

【组　　成】防己 12g,黄芪 15g ,白术 9g, 甘草 6g。

【趣味记忆】老房骑猪找姜。

【对　　照】老防芪术枣姜。

【证治方解】

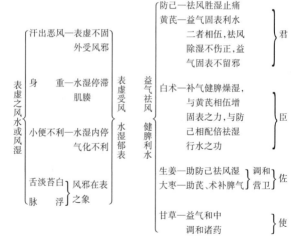

五皮散(《中藏经》)

【方　　歌】五皮饮用五般皮,陈茯姜桑大腹奇。

皮水苔白心腹满,水停气滞最相宜。

【组　　成】陈橘皮、茯苓皮、生姜皮、桑白皮、大腹
皮各9g。

【趣味记忆】陈夫妇丧生。

【对　　照】陈腹茯桑生。

【证治方解】

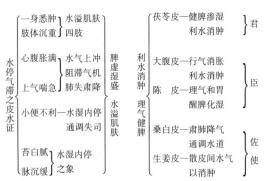

第四节　温化寒湿剂

苓桂术甘汤 (《金匮要略》)

【方　　歌】苓桂术甘化饮剂,温阳化饮又健脾。
　　　　　　饮邪上逆胸胁满,水饮下行悸眩去。

【组　　成】茯苓 12g, 桂枝 9g, 白术 9g, 炙甘草 6g。

【证治方解】

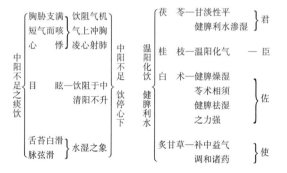

甘草干姜茯苓白术汤（肾著汤）《金匮要略》

【方　　歌】肾着甘姜苓术汤,祛寒除湿功效良。

　　　　　　　寒湿外袭腰脚重,风湿痹症服之康。

【组　　成】甘草 6g,白术 6g,干姜 12g,茯苓 12g。

【趣味记忆】服白草干。

【对　　照】茯白草干。

【证治方解】

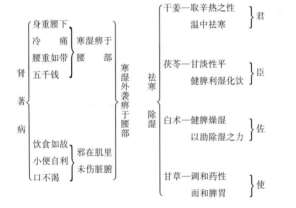

真武汤(《伤寒论》)

【方　　歌】真武汤壮肾中阳,茯苓术芍附生姜。
　　　　　　少阴腹痛有水气,悸眩瞤惕保安康。

【组　　成】茯苓9g,白术6g,芍药9g,附子9g,生姜9g。

【趣味记忆】父子少服生猪。

【对　　照】附子芍茯生术。

【证治方解】

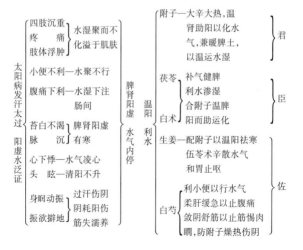

实脾散（《严氏济生方》）

【方　　歌】实脾苓术与木瓜,甘草木香大腹加。
　　　　　　草果附姜兼厚朴,虚寒阴水效甚夸。

【组　　成】厚朴 30g , 白术 30g , 木瓜 30g,草果仁
　　　　　　30g,木香 30g , 大腹子 30g,甘草 15g,白
　　　　　　茯苓 30g,附子 30g,干姜 30g。

【趣味记忆】大腹父子炒干果,白服破香瓜。

【对　　照】大腹附子草干果,白茯朴香瓜。

【证治方解】

脾肾阳虚 水气内停之阴水

身半以下肿甚——水为阴邪其性下趋

手足不温——脾阳虚不达四末

口中不渴——阳虚而阴未伤

大便溏薄——脾阳不足腐熟健运失职

胸腹胀满——水湿内阻气机不畅

舌苔白腻脉沉弦迟——水湿内停之象

脾肾阳虚水气内停

温阳健脾 行气利水

附　子——温肾阳,助气化以祛湿

干　姜——暖脾阳,助运化以制水 ⎫君

茯　苓——健脾渗湿

白　术——利水消肿 ⎫臣

木　瓜——除湿和中

厚　朴

木　香——行气利水 使气行则湿化 气顺则胀消

槟　榔

草果仁——温中燥湿 ⎫佐

甘　草——益脾和中

生　姜——生姜兼能温散水气

大　枣——甘草可调和诸药 ⎫使

附方比较表：

方名	相同点	不同点		
		组成	功用	主治
真武汤	①均含有茯苓、白术、生姜、附子 ②均能温补脾肾温阳利水 ③均治脾肾阳虚水肿	芍药	偏于温肾,能够温阳利水,兼缓急舒筋、柔肝止痛	①阳虚水停,兼有心下悸、头眩、身𥆧动振振欲擗地 ②以肾阳虚为主者
实脾散		干姜、木香、厚朴、草果仁、槟榔、甘草	重在暖脾,能助阳散寒,行气化滞	阳虚水肿,兼胸满腹胀,大便溏薄,以脾阳虚为主兼气滞者

水肿小便不利方比较表：

方名	功用	病因病机	主治	主证
五苓散	利水渗湿，温阳化气	外有表邪，内停水饮	① 蓄水证 ② 水湿内停 ③ 痰饮	①头痛微热、烦渴欲饮、甚者水入即吐、小便不利、舌苔白、脉浮 ②小便不利、霍乱、水肿、泄泻 ③脐下动悸、吐涎沫头眩，或短气而咳
猪苓汤	利水清热，养阴	水热互结，邪热伤阴	水热互结证	①小便不利，发热，口渴欲饮，多伴心烦不寐 ②小便涩痛，点滴难出，小腹满痛的血淋症
防己黄芪汤	益气祛风，健脾利水	正虚卫外不固，外受风邪、水湿郁于肌表	①风水 ②风湿	汗出恶风，身重，小便不利，苔白脉浮
五皮散	利湿消肿，理气健脾	脾虚湿盛，气滞水停	皮水证	一身悉肿，肢体沉重，心腹胀满，上气喘急，小便不利，妊娠水肿，苔白腻，脉沉缓

方名	功用	病因病机	主治	主证
真武汤	温阳利水	脾肾阳虚，水气内停	①脾肾阳虚、水气内停，②太阳病过汗伤阳	①形寒肢冷、小便不利、四肢沉重、浮肿腹痛下利，苔白脉沉 ②其人仍发热、心悸、头晕、身瞤动、振振欲擗地
实脾散	温阳健脾，行气利水	脾肾阳虚，气不化水	阳虚水肿	浮肿身重，腰以下肿甚，手足不温，食少，脘腹胀满，大便溏薄，小便不利，苔厚腻，脉沉迟
肾气丸	温补肾阳	肾阳不足，下元虚衰	肾阳不足	腰膝脚软，下半身常有冷感，小便不利，或小便反多，舌淡体胖，有齿痕

第五节　祛湿化浊剂

萆薢分清饮(《杨氏家藏方》)

【方　　歌】萆薢分清石菖蒲,萆薢乌药益智俱。
　　　　　　或益茯苓盐水服,通心固肾浊精驱。

【组　　成】萆薢、益智仁、乌药、石菖蒲各9g。

【趣味记忆】要常谢人。

【对　　照】药菖薢仁。

【证治方解】

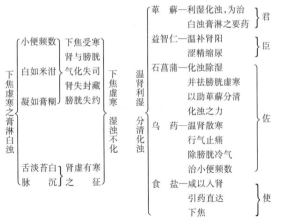

完带汤(《傅青主女科》)

【方　　歌】完带汤中白术陈,苍术甘草车前参。
　　　　　　柴芍怀山黑芥穗,湿浊带下此方珍。

【组　　成】白术 30g,山药 30g,人参 6g,白芍 15g,
　　　　　　车前子 9g,苍术 9g,陈皮 2g,黑芥穗 2g,
　　　　　　柴胡 2g,甘草 3g。

【趣味记忆】完带深山打柴草,陈嫂借钱买二猪。

【对　　照】完带参山-柴草,陈芍芥前-二术。

【证治方解】

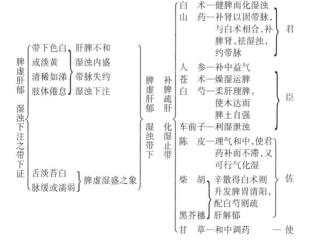

第六节　祛风胜湿剂

羌活胜湿汤(《脾胃论》)

【方　　歌】羌活胜湿独防风,蔓荆蒿本草川芎。
　　　　　　祛风胜湿止痛良,善治周身风湿痛。

【组　　成】羌活、独活各 6g,藁本、防风、炙甘草各
　　　　　　3g,蔓荆子 2g,川芎 1.5g。

【趣味记忆】熊本疯抢慢毒草。

【对　　照】芎本风羌蔓独草。

【证治方解】

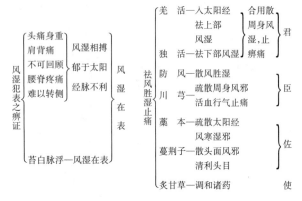

独活寄生汤(《备急千金要方》)

【方　　歌】独活寄生艽防辛,芎归地芍桂苓均。
　　　　　　杜仲牛膝人参草,冷风顽痹屈能伸。

【组　　成】独活 9g,桑寄生、杜仲、牛膝、细辛、秦
　　　　　　艽、茯苓、肉桂、防风、川芎、人参、甘草、
　　　　　　当归、芍药、干地黄各 6g。

【趣味记忆】情人细心独寄贵药,杜兄放牛归伏草地。

【对　　照】秦人细辛独寄桂药,杜芎防牛归茯草地。

【证治方解】

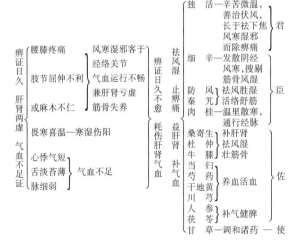

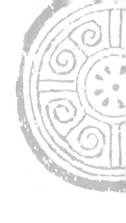

第十七章　祛痰剂

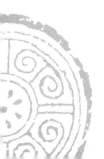

第一节 燥湿化痰剂

二陈汤 (《太平惠民和剂局方》)

【方　　歌】二陈汤用半夏陈,益以茯苓甘草臣。
理气和中燥湿痰,煎加生姜与乌梅。

【组　　成】陈皮、半夏15g,白茯苓9g,炙甘草4.5g,
生姜3g,乌梅1个。

【趣味记忆】二陈将服半红梅干。

【对　　照】二陈姜茯半红梅甘。

【证治方解】

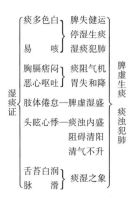
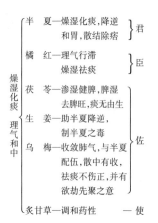

茯苓丸(《全生指迷方》,录自《是斋百一选方》)

【方　　歌】指迷茯苓丸半夏,枳壳风硝姜汤下。

中脘停痰肩臂痛,气行痰消痛自罢。

【组　　成】茯苓 6g,半夏 12g,枳壳 3g,风化朴硝 1g。

【趣味记忆】夏令将滞销。

【对　　照】夏苓姜枳硝。

【证治方解】

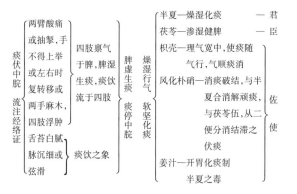

温胆汤(《三因极一病证方论》)

【方　　歌】温胆汤中苓半草,枳竹陈皮加姜枣。
　　　　　　虚烦不眠证多端,此系胆虚痰热扰。

【组　　成】陈皮 9g,半夏 6g,茯苓 4.5g,炙甘草4.5g,
　　　　　　枳实 6g,竹茹 6g。

【趣味记忆】陈玲指示夏如找干姜。

【对　　照】陈苓枳实夏茹枣甘姜。

【证治方解】

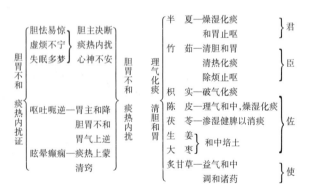

第二节　清热化痰剂

清气化痰丸（《医方考》）

【方　　歌】清气化痰星夏橘,杏仁枳实栝蒌实。

芩苓姜汁糊为丸,气顺火消痰自失。

【组　　成】陈皮6g,制半夏9g,茯苓6g,黄芩6g,胆南星9g,枳实6g,杏仁6g,瓜蒌仁6g,生姜3片。

【趣味记忆】陈皮杏仁拌黄瓜实难服。

【对　　照】陈皮杏仁半黄瓜实南茯。

【证治方解】

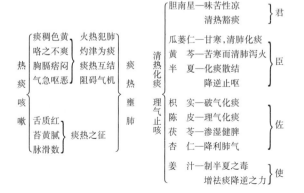

小陷胸汤(《伤寒论》)

【方　　歌】小陷胸汤连夏蒌,宽胸散结涤痰优。
　　　　　　痰热内结痞满痛,苔黄脉滑此方求。

【组　　成】黄连 6g,半夏 12g,瓜蒌实 20g。

【趣味记忆】连下楼。

【对　　照】连夏蒌。

【证治方解】

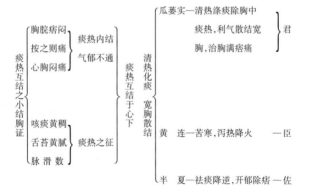

附方比较表：

方名	相同点	不同点		
		病因病机	功用	主治
大陷胸汤	均能治疗结胸证	水饮与热邪互结于胸腹之间	泻热逐水	水热互结之大结胸证。症见心下满硬而痛，甚至剧痛不可触及，兼见便秘，短气烦躁，心中懊憹，日晡潮热
小陷胸汤		伤寒表证误下，邪热内陷，痰热互结于心下	清热化痰，宽胸散结	痰热互结之小结胸证。症见胸脘痞闷，按之则痛，或咳痰黄稠，舌苔黄腻，脉滑数

滚痰丸(《玉机微义》)

【方　　歌】滚痰丸是逐痰方,礞石黄芩及大黄。

少佐沉香为引导,实热顽痰一扫光。

【组　　成】沉香2g,礞石3g,大黄24g,黄芩24g。

【趣味记忆】黄石相亲。

【对　　照】黄石香芩。

【证治方解】

```
                                          礞石—燥悍重坠之性,善 ┐
         ┌癫狂昏迷—实热老痰┐                 攻陈积伏匿之老痰  ┘君
         │            上蒙清窍│
         │惊悸怔忡     ┐      │实                ┌礞石—燥悍重坠
         │ 不 寐      │痰热扰 │热   ┐  泻     ┌大黄—苦寒,荡涤实热, ┐
         │梦寐怪状     │心 神  │老   │  火     │   开痰火下行之路  ┘臣
     实   │咳喘痰稠     ┐      │痰   │         │
     热   │胸脘痞闷     │痰热内壅│积   ├         ┤黄芩—苦寒泻火,清肺 ┐
     老   │噎息烦闷     │于肺,气机│而   │  逐     │   及上焦之实热   │
     痰   │            │宣降失常│不   │  痰     │                │佐
     证   │绕项结核     ┐      │去   │         │                │
         │口眼蠕动     │痰留滞于│变   │         └沉香—行气开郁,降逆平 ┘
         └骨节猝痛     │经络关节│幻   ┘            喘,令气顺痰消
                      ┘      │多
                             ┘端
```

第三节　润燥化痰剂

贝母瓜蒌散(《医学心悟》)

【方　　歌】贝母瓜蒌花粉研,橘红桔梗茯苓添。
　　　　　　呛咳咽干痰难出,润燥化痰病自安。

【组　　成】川贝母 9g,瓜蒌仁 6g,橘红、天花粉、茯
　　　　　　苓、桔梗各 5g。

【趣味记忆】令母搂人借红花。

【对　　照】苓母蒌仁桔红花。

【证治方解】

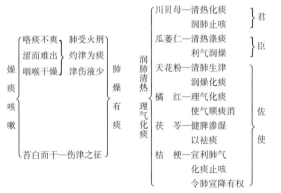

第四节 温化寒痰剂

苓甘五味姜辛汤（《金匮要略》）

【方　　歌】苓甘五味姜辛汤,咳嗽痰稀喜唾良。
　　　　　　胸满脉迟苔白滑,肺寒留饮可煎尝。

【组　　成】茯苓 12g,甘草 9g,五味子 5g,干姜 9g,
　　　　　　细辛 3g。

【证治方解】

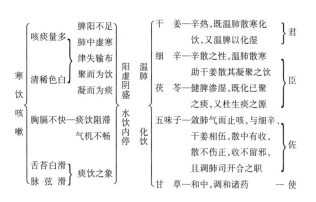

附方比较表：

方名	病因病机	主治	功用	主证
小青龙汤	风寒束表，水饮内停，寒饮犯肺	外寒内饮证	解表散寒，温肺化饮，表里同治，解表寒力大	①恶寒发热，无汗，胸痞喘咳，痰多而稀或痰饮咳喘，不得平卧，②身体疼痛，头面四肢浮肿，苔白滑，脉浮
十枣汤	水湿壅盛于里，停于胸胁	①悬饮②水肿	攻逐水饮，兼能培土扶正	①咳唾胸胁引痛，心下痞硬，干呕短气，头痛、目眩，胸背彻痛不得息，②一身悉肿，下半身肿甚，腹胀喘满，二便不利
肾气丸	肾阳不足不能化气行水	肾阳不足证	温补肾阳	腰痛脚软，身半下有冷感，小腹拘急，小便不利，阳痿早泄及痰饮，水肿，脚气，消渴，转胞等
五苓散	表邪未解，随经入腑，水饮内停	①蓄水证②水湿内停③痰饮	利水渗湿，温阳化气，兼能解表	头痛微热，烦渴欲饮，水入即吐，小便不利水肿，泄泻，霍乱脐下动悸，吐涎沫而头眩，短气而咳
苓桂术甘汤	中阳不足，饮停心下	痰饮	温阳化饮，健脾利湿	胸胁支满，心悸目眩，短气而咳苔白滑，脉弦滑

三子养亲汤(《韩氏医通》)

【方　　歌】三子养亲用紫苏,配伍白芥与莱菔。

老人痰多饮食少,咳喘胸闷一并除。

【组　　成】白芥子9g,紫苏子9g,莱菔子9g。

【趣味记忆】三子白服输。

【对　　照】三子白菔苏。

【证治方解】

痰壅气逆食滞证 {
咳嗽喘逆
痰多胸痞
食少难消
舌苔白腻
脉　　滑
}
老年中虚
运化失常
停食生湿
湿聚生痰
痰壅气滞
肺失肃降
} 痰盛气滞 {
温肺化痰
降气消食
} {
白芥子—温肺化痰
　　　　利气畅膈
紫苏子—降气化痰
　　　　止咳平喘
莱菔子—消食导滞
　　　　降气祛痰
}

第五节 治风化痰剂

半夏白术天麻汤（《医学心悟》）

【方　　歌】半夏白术天麻汤,苓草橘红大枣姜。
　　　　　　眩晕头痛风痰证,热盛阴亏且没尝。

【组　　成】半夏 9g,白术 18g,天麻 6g,橘红 6g,茯
　　　　　　苓 6g ,甘草 3g,生姜 1 片,大枣 2 枚。

【趣味记忆】夏珠令陈天找干姜。

【对　　照】夏术苓陈天枣甘姜。

【证治方解】

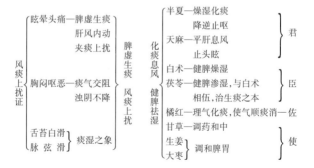

附方比较表：

方名	相同点	不同点		
		组成	功用	主治
二陈汤	①组成：橘红 半夏 茯苓 甘草 ②功用：燥湿化痰 ③治痰证	橘红、半夏、茯苓、甘草、生姜、乌梅	燥湿化痰理气和中	湿痰咳嗽。症见痰多色白易咳,胸膈满闷,肢体倦怠,头晕心悸
温胆汤		二陈汤去乌梅加枳实、竹茹	行气开郁	胆胃不和,痰热内扰之虚烦不眠,胆怯易惊,惊悸不宁,失眠多梦,呃逆
导痰汤		二陈汤去乌梅加枳实、胆南星	燥湿祛痰行气开郁	一切痰厥。症见头目晕眩,胸膈痞塞,胁肋胀满,涕唾黏稠
涤痰汤		导痰汤加石菖蒲、竹茹、人参	涤痰开窍	中风痰迷心窍,舌强不能言
半夏白术天麻汤		二陈汤加白术天麻、大枣	化痰息风健脾祛湿	风痰上扰证。症见眩晕,头痛,胸闷,呕恶,苔白腻,脉弦、滑

定痫丸 (《医学心悟》)

【方　　歌】定痫二茯贝天麻,丹麦陈远菖蒲夏。

胆星蚕蝎草竹沥,姜汁琥珀与朱砂。

【组　　成】陈皮 20g,半夏、茯苓、茯神、天麻、川贝
母各 30g,胆南星、僵蚕、全蝎、琥珀各
15g,远志 20g,丹参、麦冬各 60g,石菖
蒲 15g,辰砂 9g,甘草 3g。(用竹沥 1 小
碗,姜汁 1 杯,再用甘草 4 两煮膏,和药
为丸,如弹子大,辰砂为衣,每服 1 丸。)

【趣味记忆】夏天南伏神母,将虎皮将干,拾全志丹
卖砂粒。

【对　　照】夏天南茯神母,姜琥皮僵甘,石全志丹
麦砂沥。

【证治方解】

```
                                          ┌ 竹   沥─清热化痰               ┐
                                          │         定惊利窍               │ 君
                                          │ 胆南星─清热化痰               │
                                          │         息风止痉               ┘
                                          │ 天   麻─平肝息风               ┐
                       ┌ 脾虚生痰         │ 半   夏─燥湿化痰               │ 臣
     ┌ 眩仆倒地        │ 肝风夹痰         │ 石菖蒲─芬芳化浊               │
     │ 不省高下 ┐      │ 随气上逆 ┐      │         除痰开窍               ┘
     │ 甚则抽搐 │ 肝   │ 壅闭经络 │ 肝    │ 远   志─开心窍安心神
     │ 目斜口歪 │ 风   │ 阻塞清窍 │ 风   涤│ 陈   皮─燥湿化痰               ┐
痰   │ 痰涎直流 │ 夹   ┘          │ 夹   痰│ 川贝母─清热化痰散结           │
热  ─┤ 叫喊作声 ┘                 │ 痰   息│ 茯   苓─健脾渗湿               │
痫   │                            │      风 清│         以杜生痰之源         │
证   │                            │ 壅   热 │ 全   蝎 ┐息风止痉             │
     │                            │ 闭   定 │ 僵   蚕 ┘化痰散结             │ 佐
     │                            │ 清   痫 │ 丹   参 ┐                     │
     └ 癫   狂─湿痰化热           │ 窍      │ 麦   冬 ┘清心除烦             │
              痰热上扰           ┘         │ 朱   砂 ┐                     │
                                          │ 琥   珀 ┤安神定惊             │
                                          │ 茯   神 ┘                     │
                                          │ 姜   汁─化痰涎               ┘
                                          │ 甘   草─调和诸药               ┐ 使
                                          └         补虚缓急               ┘
```

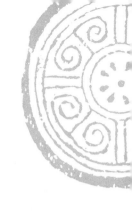

第十八章　消食剂

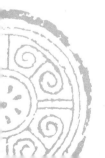

第一节 消食化滞剂

保和丸（《丹溪心法》）

【方　　歌】保和神曲与山楂,陈翘夏曲莱菔加。
炊饼为丸白汤下,消食和胃效甚夸。

【组　　成】茯苓 9g,山楂 18g,神曲 6g,莱菔子 3g,
半夏 9g,连翘 3g,陈皮 3g。

【趣味记忆】陈夏连令来福取山楂。

【对　　照】陈夏连苓莱菔曲山楂。

【证治方解】

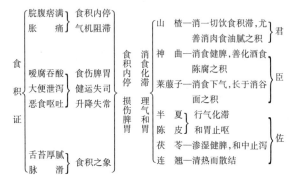

枳实导滞丸(《内外伤辨惑论》)

【方　　歌】枳实导滞首大黄,芩连曲术茯苓襄。
　　　　　　泽泻蒸饼糊为丸,湿热积滞力能攘。

【组　　成】枳实 15g,大黄 30g,黄芩 9g,黄连 9g,神曲 15g,白术 9g,茯苓 9g,泽泻 6g。

【趣味记忆】三黄神灵宰仔猪。

【对　　照】三黄神苓泽枳术。

【证治方解】

木香槟榔丸(《儒门事亲》)

【方　　歌】木香槟榔青陈皮,枳柏黄连莪术齐。
　　　　　　大黄牵牛与香附,可治痢疾与食积。

【组　　成】木香、槟榔、青皮、陈皮、广茂、黄连各
　　　　　　3g,黄柏、大黄各9g,香附子、牵牛子各
　　　　　　12g。

【趣味记忆】陈郎牵三黄猪,附带青木箱。

【对　　照】陈榔牵三黄术,附一青木香。

【证治方解】

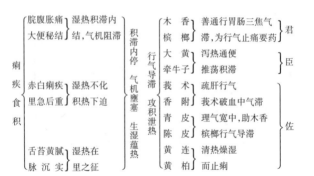

附方比较表:

方剂	相同点	不同点			
		组方特点	病因病机	功用	主治
木香槟榔丸	①均能行气导滞清热 ②均治湿热食积之证	行气药为主,兼配伍攻下药	饮食积滞内停,气机壅塞,生湿蕴热	行气导滞,攻积泻热,攻破之力强	湿热食积之重证
枳实导滞丸		多配行气利湿之品	湿热食积内阻肠胃	消食导滞,清热祛湿,利湿力强	湿热食积之轻证

治痢疾方比较表:

方剂	比较	功用
败毒散	正气虚、外感风寒湿,外邪陷里而成痢疾。症见憎寒壮热,头项强痛,肢体酸痛,无汗,鼻塞声重,咳嗽有痰,胸膈痞满,舌淡苔白,脉浮而按之无力	益气解表,散寒除湿
芍药汤	湿热蕴结大肠,与气血相搏,气血瘀滞所致。症见腹痛里急后重,下痢便脓血,赤白相兼,肛门灼热,小便短赤,舌苔黄腻,脉弦数	调和气血,清热燥湿

（续表）

方剂	比较	功用
白头翁汤	热毒壅结大肠，深陷血分，气血与热毒相搏所致。症见腹痛，里急后重，肛门灼热，泻下脓血，赤多白少或纯下血痢，渴欲饮水，舌红苔黄，脉弦数	清热解毒，凉血止痢
葛根芩连汤	表邪未解，邪陷阳明而致。症见身热，下痢臭秽，肛门有灼热感，胸脘烦热，口干作渴，喘而汗出，苔黄脉数	解表清里
真人养脏汤	久泻久痢，脾肾虚寒，不能固摄，症见大便滑脱不禁，泻痢无度，甚至脱肛，下脐腹疼痛，不思饮食。舌淡苔白，脉迟细	涩肠止泻，温中补虚
枳实导滞丸	湿热食积，内阻肠胃。症见脘腹胀痛，下痢泄泻，或大便秘结，小便短赤，舌苔黄腻，脉沉而有力	消食导滞，清热祛湿
木香槟榔丸	饮食积滞内停，气机壅塞，生湿蕴热所致。症见赤白痢疾，里急后重，或食积内停，脘腹胀满，大便秘结，舌苔黄腻，脉沉实	行气导滞，攻积泻热

注解：治痢当分虚实。虚分正气亏虚，表邪内陷出现表里俱虚的憎寒壮热、无汗、舌淡苔白、脉浮无力之败毒散证；久泻久痢、脾肾虚寒出现大便

滑脱不禁,脱肛、腹痛等真人养脏汤证。实分表实与里实,表实出现身热、下痢臭秽、口干渴、苔黄、脉数之葛根芩连汤证。里实分湿热内结之实、湿热食积之实、气机闭塞之实,湿热内结轻证出现腹痛、里急后重、赤白相间者用芍药汤;湿热内结重证出现腹痛里急后重、泻下脓血、渴饮水浆者用白头翁汤;湿热与食积积聚,出现下痢或泄泻、便秘,伴小便短赤,苔黄厚腻者选用枳实导滞丸;气机不畅,饮食内停出现里急后重、下痢赤白或脘腹胀满、大便秘结,苔黄腻脉沉实者选用木香槟榔丸。

　　芍药汤、木香槟榔丸中均含有木香、槟榔,对于早期里急后重,下痢赤白之症均有效,如出现腹胀偏重、气滞兼有里实证,木香槟榔丸更合适。芍药汤无腹胀里实之象,脉象可能是这两方辨证的关键。

第二节　健脾消食剂

健脾丸（《证治准绳》）

【方　　歌】健脾参术苓草陈,肉蔻香连合砂仁。
　　　　　　楂肉山药曲麦炒,消补兼施此方寻。

【组　　成】山楂 6g,神曲 6g,麦芽 6g,陈皮 6g,木香 6g,砂仁 6g,人参 9g,白术 15g,茯苓 10g,甘草 6g,山药 6g,肉豆蔻 6g,黄连 6g。

【趣味记忆】四君想要杀山神,卖黄肉皮。

【对　　照】四君香药砂山神,麦黄肉皮。

【证治方解】

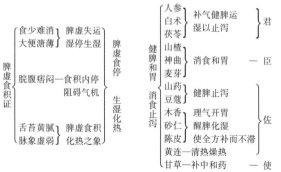

附方比较表:

方名	相同点	不同点			
		组方特点	病因病机	功用	主治
健脾丸	①均为消补兼施之剂②均能健脾和胃③均治脾虚所致之征	以健脾药为主	脾虚食停,生湿化热	重在健脾消食,补重于消	脾虚食积之证
枳实消痞丸		重用枳实厚朴之行气药	脾胃虚弱,升降失司,寒热互结,气湿壅聚	本方重在行气消痞,消重于补	①虚实相兼,寒热错杂。②热重于寒,实多虚少之心下痞满证

葛花解酲汤(《内外伤辨惑论》)

【方　　歌】葛花解酲泽二苓,砂蔻青陈木香并。
　　　　　　姜曲参术温健脾,分消清化酒湿灵。

【组　　成】白豆蔻、缩砂仁、葛花各15g,干生姜、神
　　　　　　曲、泽泻、白术各6g,橘皮、猪苓、人参、
　　　　　　白茯苓各4.5g,木香、莲花青皮各3g。

【趣味记忆】葛花解酲香砂仁,二苓参术蔻青陈,神
　　　　　　曲干姜兼泽泻,温中利湿酒伤珍。

【对　　照】葛花解酲香砂仁,二苓参术蔻青陈,神
　　　　　　曲干姜兼泽泻,温中利湿酒伤珍。

【证治方解】

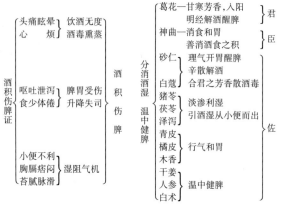

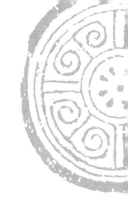

第十九章　驱虫剂

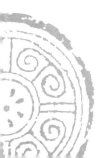

乌梅丸(《伤寒论》)

【方　　歌】乌梅丸用细辛桂,黄连黄柏及当归。

　　　　　　人参椒姜加附子,清上温下又安蛔。

【组　　成】细辛3g,干姜9g,人参6g,黄连9g,黄柏6g,蜀椒5g,乌梅30g,当归6g,附子6g,桂枝6g。

【趣味记忆】新疆人富贵,数着白脸美。

【对　　照】辛姜人附归,蜀枝柏连梅。

【证治方解】

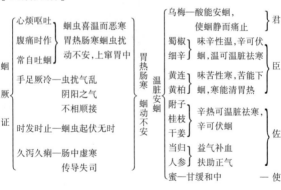

化虫丸(《太平惠民和剂局方》)

【方　　歌】化虫使君与鹤虱,槟榔芜荑苦楝知。

白矾铅粉糊丸服,虫积之症此方施。

【组　　成】铅粉 15g,鹤虱 15g,苦楝根 15g,白矾

3g,槟榔 15g。

【趣味记忆】范楝郎是铅。

【对　　照】矾楝槟虱铅。

【证治方解】

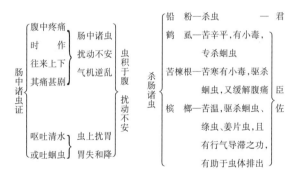

肥儿丸(《太平惠民和剂局方》)

【方　　歌】肥儿丸内用使君,肉蔻香连曲麦槟。
　　　　　　猪胆为丸空腹下,虫疳食积一扫清。

【组　　成】黄连 10g,使君子 5g,麦芽 5g,木香 2g,
　　　　　　槟榔 10g,神曲 10g,肉豆蔻 5g。

【趣味记忆】使君去买香槟黄豆。

【对　　照】使君曲麦香槟黄豆。

【证治方解】

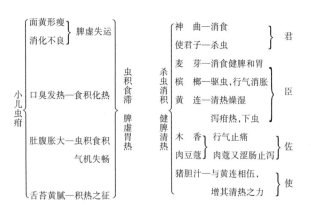

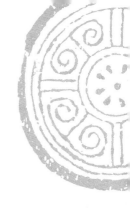

第二十章　涌吐剂

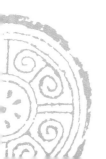

瓜蒂散(《伤寒论》)

【方　　歌】瓜蒂散中赤小豆,豆豉汁调酸苦凑。
　　　　　　逐邪涌吐功最捷,胸脘痰食服之瘳。

【组　　成】瓜蒂 3g,赤小豆 3g,淡豆豉 9g。

【趣味记忆】小偷吃瓜蒂。

【对　　照】小豆豉瓜蒂。

【证治方解】

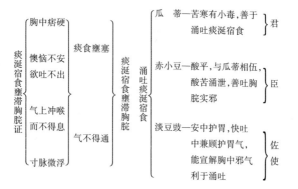

救急稀涎散（《经史证类备急本草》，引孙尚药方）

【方　　歌】稀涎皂角与白矾，痰浊壅阻宜开关。

中风痰闭口不语，壅吐开关病自安。

【组　　成】猪牙皂角 30g，白矾 30g。

【证治方解】

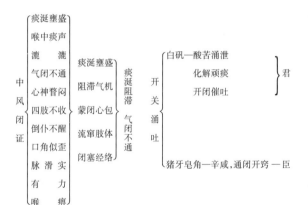

盐汤探吐方(《金匮要略》)

【方　　歌】盐汤探吐千金方,干霍乱证宜急尝。

宿食填脘气机阻,运用及时效最良。

【组　　成】食盐 30g。

【证治方解】

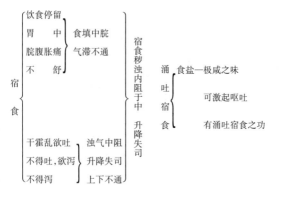

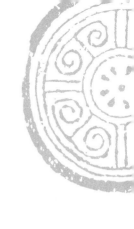

第二十一章　**治痈疡剂**

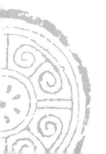

第一节　散结消痈剂

仙方活命饮(《校注妇人良方》)

【方　歌】真人活命金银花,防芷归陈草芍加。
　　　　　贝母天花兼乳没,穿山角刺酒煎嘉。
　　　　　一切痈疽能溃散,溃后忌服用毋差。
　　　　　大黄便实可加使,铁器酸物勿沾牙。

【组　成】白芷、川贝母、防风、赤芍、当归尾、甘
　　　　　草、皂角刺、穿山甲、天花粉、乳香、没
　　　　　药各 6g,金银花、陈皮各 9g。

【趣味记忆】北国风光佳天下,赤芍没想金银花。
　　　　　当用陈皮造白纸,解寄活血溃坚夸。

【对　照】贝国风一甲天一,赤芍没香金银花,
　　　　　当一陈皮皂白芷,解毒活血溃坚夸。

【证治方解】

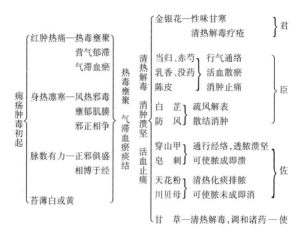

附方比较表：

方名	相同点	不同点		
		组成	功用	主治
仙方活命饮	①均有金银花 ②均有清热解毒之功 ③均可治阳证疮疡。症见红肿或热痛、舌红，苔黄脉数等	白芷、川贝母、防风、赤芍、当归、甘草、皂角刺、穿山甲、天花粉、乳香、没药、陈皮	兼能消肿溃坚、活血止痛	痈疡肿毒初起
五味消毒饮		野菊花、蒲公英、紫花地丁、紫背天葵	重在清热解毒。清解之力较仙方活命饮为优，侧重消散疔毒	疔疮初起，发热，恶寒，疮形如粟坚硬根深
四妙勇安汤		玄参、当归、甘草	兼能活血止痛	脱疽之热毒炽盛者

五味消毒饮(《医宗金鉴》)

【方　　歌】五味消毒疗诸疔,银花野菊蒲公英。
　　　　　　紫花地丁天葵子,煎加酒服效非轻。

【组　　成】金银花30g,野菊花、蒲公英、紫花地丁、
　　　　　　紫背天葵子各12g(加酒1、2匙和服)。

【趣味记忆】花花公子拜天地。

【对　　照】花花公紫背天地。

【证治方解】

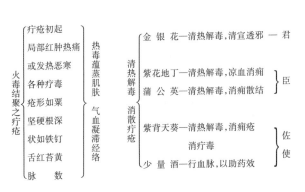

四妙勇安汤（《验方新编》）

【方　　歌】四妙勇安用当归,清热解毒兼活血。
　　　　　　玄参甘草银花随,脉管炎证用此推。

【组　　成】金银花、玄参各90g,当归60g,甘草30g。

【趣味记忆】银元当草。

【对　　照】银元当草。

【证治方解】

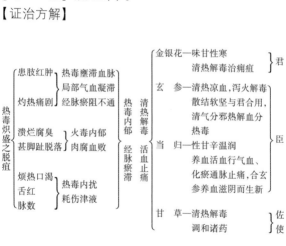

犀黄丸(《外科证治全生集》)

【方　　歌】犀黄丸内用麝香,没药乳香与牛黄。
　　　　　　乳岩横痃兼瘰疬,肺痈流注均属阳。

【组　　成】犀—黄1g,麝香4.5g,乳香、没药各30g,
　　　　　　黄米饭30g,陈酒送服。

【趣味记忆】犀黄没乳米饭香。

【对　　照】犀黄没乳米饭香。

【证治方解】

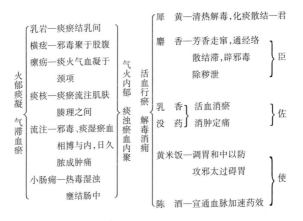

牛蒡解肌汤(《疡科心得集》)

【方　　歌】牛蒡解肌丹栀翘,荆薄斛玄夏枯草。
　　　　　　疏风清热又散肿,牙痛颈毒俱可消。

【组　　成】牛蒡子 12g,薄荷 6g,荆芥 6g,连翘 6g,
　　　　　　栀子 12g,牡丹皮 12g,石斛 3g,玄参 12g,
　　　　　　夏枯草 15g。

【趣味记忆】枯草枝翘耕牛单吃,饮深湖水。

【对　　照】枯草栀翘荆牛丹—,参斛—。

【证治方解】

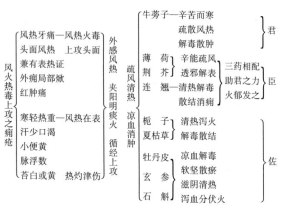

阳和汤(《外科证治全集》)

【方　　歌】阳和汤法解寒凝,外症虚寒色属阴。
　　　　　　熟地鹿胶姜炭桂,麻黄白芥草相承。

【组　　成】熟地黄 30g,肉桂 3g,麻黄 2g,鹿角胶
　　　　　　9g,白芥子 6g,姜炭 2g,生甘草 3g。

【趣味记忆】姜妈治阴疽,鹿肉皆炒熟。

【对　　照】姜麻治阴疽,鹿肉芥草熟。

【证治方解】

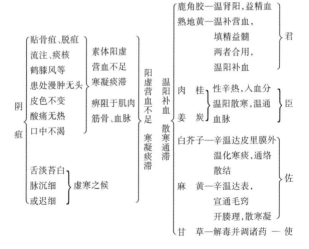

小金丹(《外科证治全生集》)

【方　　歌】小金专主治阴疽,鳖麝乌龙灵乳储。
　　　　　　墨炭胶香归没药,阴疽流注乳癌除。

【组　　成】白胶香、草乌、五灵脂、地龙、木鳖子各
　　　　　　45g,没药、当归身、乳香各22.5g,麝香
　　　　　　9g,墨炭3.6g,淀粉为丸。

【趣味记忆】设坛辱没乌灵龙,叫像母鳖龟。

【对　　照】麝炭乳没药乌灵龙,胶香木鳖归。

【证治方解】

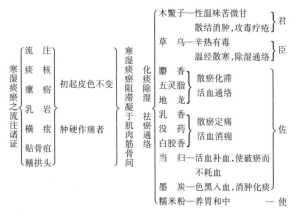

海藻玉壶汤(《外科正宗》)

【方　　歌】海藻玉壶带昆布,青陈二皮翘贝母。
　　　　　独活甘草夏归芎,消瘿散结效或睹。

【组　　成】海藻、川贝母、陈皮、昆布、青皮、川芎、
　　　　　当归、半夏、连翘、甘草、独活各 3g,海
　　　　　带 1.5g。

【趣味记忆】青莲下海不沉草,独带母兄归。

【对　　照】青连夏海布陈草,独带母芎归。

【证治方解】

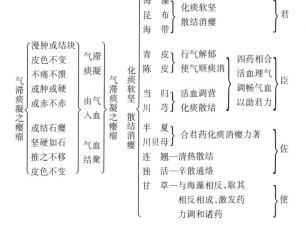

消瘰丸(《医学心悟》)

【方　　歌】消瘰牡蛎贝玄参,消痰散结并养阴。
　　　　　　肝肾阴亏痰火结,临时加减斟酌。

【组　　成】玄参、牡蛎、川贝母各12g。

【趣味记忆】玄母贝母消瘰丸。

【对　　照】玄牡贝母消瘰丸。

【证治方解】

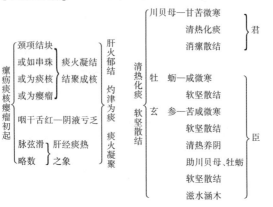

苇茎汤(《外台秘要》引《古今录验方》)

【方　　歌】千金苇茎生薏仁，瓜瓣桃仁四味邻。

吐咳肺痈痰秽浊，凉营清气自生津。

【组　　成】苇茎60g，薏苡仁30g，冬瓜子24g，桃仁9g。

【趣味记忆】三人买围巾。

【对　　照】三仁一苇茎。

【证治方解】

附方比较表：

方名	相同点	不同点
苇茎汤	①均治疗肺痈②均有清热解毒排脓之功	除清热解毒排脓外，又伍桃仁化瘀祛痰，故无论肺痈之将成或已成，或善后调理，均可用之
桔梗汤		独取桔梗甘草两味，其清热解毒排脓力较弱

大黄牡丹汤(《金匮要略》)

【方　　歌】金匮大黄牡丹汤,桃仁瓜子芒硝襄。
　　　　　　肠拥初起腹按痛,苔黄脉数服之康。

【组　　成】大黄 12g,牡丹皮 3g,桃仁 9g,冬瓜子
　　　　　　30g,芒硝 6g。

【趣味记忆】牡丹黄桃冬瓜芒。

【对　　照】牡丹黄桃冬瓜芒。

【证治方解】

第二节 托里透脓剂

透脓散（《外科正宗》）

【方　　歌】透脓散治毒成脓,服此能成速溃功。
　　　　　　川芎归芪甲片皂,加芷蒡银力更雄。

【组　　成】黄芪 12g,穿山甲 3g,川芎 9g,当归 6g,
　　　　　　皂角刺 5g。

【趣味记忆】黄皂角穿山归川。

【对　　照】黄皂角穿山归川。

【证治方解】

气血两虚　疮痈内已成脓

气血两虚 疮痈脓成难溃　无力外溃

漫肿无头

或酸胀热痛

气血两虚 不能托毒外透

补气养血 托毒溃痈

黄　芪—甘温益气
　　　　托疮生肌 〕君

当　归—养血活血
川　芎—活血行气
　　　　化瘀通络
两药与君合用,补益气血
活血通络,使气旺血充,
透脓外泄,生肌长肉 〕臣

穿山甲
皂角刺　消散穿透
　　　　软坚溃痈 〕佐

酒少许—宣通血脉
　　　　以助药力 〕使

第三节 补虚敛疮剂

内补黄芪汤(《外科发挥》)

【方　　歌】内补黄芪地芍冬,参苓远志加川芎。
　　　　　　当归甘草官桂并,力补痈疽善后功。

【组　　成】黄芪、麦冬、人参、熟地黄、茯苓各 9g,当
　　　　　　归、川芎、白芍、甘草、肉桂、远志各 6g,
　　　　　　生姜 3 片,大枣 1 枚。

【趣味记忆】四君子去白术,四物汤加肉桂,黄芪麦
　　　　　　冬远志。

【对　　照】四君子去白术,四物汤加肉桂,黄芪麦
　　　　　　冬远志。

【证治方解】

痈疽溃后 气血两虚证

- 痈疽发背溃后 / 疮口久不愈合 —— 溃后正气大伤，气血不足，素体元气亏虚，不能化腐生肌
- 痈疽溃后 气血两虚 不能生肌敛疮
  - 脓水清稀—气血亏虚 不能托毒化脓
  - 痈疽溃处痛—气虚阳弱，寒凝血滞，经脉不畅
  - 发热经久不退—气血两虚，血虚则气无所依
  - 倦怠食少乏味—中气不足，脾胃运化乏力
  - 自 汗—气虚不能固表，腠理疏松，阴液外泄
  - 口 干—气虚不化津，津不上承
  - 舌 淡 / 脉细弱 }气血亏虚之象

温补气血 生肌敛疮

- 君
  - 黄 芪—善补脾肺之气，生肌敛疮
  - 人 参—大补元气 补脾益肺
- 臣
  - 肉 桂—温阳散寒 通畅气血 合君药温补阳气
  - 熟地黄—滋养阴血 合君药益气养血以益 祛腐生肌
- 佐
  - 当归 川芎—活血养血 行滞通络
  - 麦冬 白芍—滋阴补血 敛阴以配阳
  - 远志—宁心安神 疏泄壅滞 而消痈疽
  - 茯苓—健脾化浊 调补脾胃
  - 生姜 大枣—助君药以 益运化
- 使
  - 炙甘草—益气和中 调和诸药